センシビリティBOOKS

きちんと食べて血糖値を安定させる

糖尿病の予防と改善に役立つ食べ物

[監修]
臼井史生
(管理栄養士)

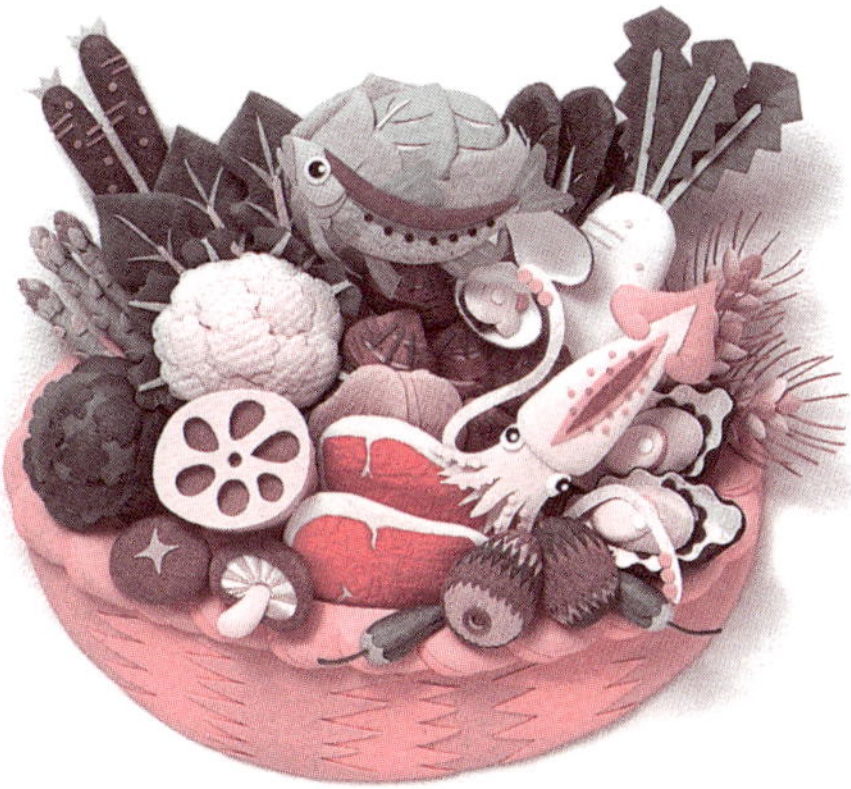

同文書院

はじめに

我が国に糖尿病患者がどの程度いるかについて、平成十九年の厚生労働省の調査によれば、糖尿病の可能性を否定できない人も含めると、なんと二二一〇万人（成人五人に一人）という驚くべき調査結果が報告されました。糖尿病は、まさに国民病であるといえるでしょう。

糖尿病は血糖コントロールさえしっかりできていれば、何ら問題のある疾患ではありません。しかし、今これが大問題となっているのは、血糖コントロールが十分でないために、血管障害を主とした合併症が急増しているからです。網膜症で後天的に失明する方が年間四千人、腎症から透析療法に移行する方が一万四千人、動脈硬化が原因で足や指を切断する方が二～三万人。その上、心筋梗塞や脳梗塞で亡くなられる方も、糖尿病にかかっていない方に比べて、三倍くらい多いといわれています。

では、どのようにして血糖コントロールを保てばよいのでしょうか。

糖尿病の治療の基本は、本書でも解説してありますが、何といっても食事療法です。食事療法が上手に行われませんと、いくら運動療法や薬物療法を厳格に行っても思うような効果は出ず、血糖コントロールもうまくいきません。

糖尿病治療は、自覚症状がないにもかかわらず健康診断などで糖尿病だと指摘される、初期段階での対応がもっとも重要です。しかし、患者さんにとっては、このもっとも重要な時期のもっとも効果のある食事療法の継続が極めてむずかしいといわれます。

食事療法は、仕事はもちろんのこと、レジャーや趣味、旅行など自分の好きなこと、やりたいことを実現し、人生をいきいきと豊かに生活していくために行われるべきものです。患者さんのなかには、「ケーキが食べられないのはいやだ」「お酒が飲めないのならどうなってもいい」などと、目先のことにとらわれて投げやりなことをおっしゃる方もおられますが、このような方が、五年後、十年後に深刻な合併症を発症することになるのです。

「療法」という言葉にある通り、食事そのものが糖尿病を改善する治療法なのです。食事療法は、一か月辛抱すれば、たいていの方は慣れてきます。おいしく楽しく食事療法を続けていきいきとした人生を送るために、ぜひ本書を役立てていただければ幸甚です。

臼井史生

もくじ contents

はじめに 2

第1章 糖尿病って、どんな病気? 13

● 糖尿病とはこんな病気 …… 14
血液中のブドウ糖が過剰になった状態/血糖値を左右する「インスリン」/
糖尿病の主な自覚症状

column1 糖尿病にはいくつかの種類がある 19

● なぜ糖尿病になるのか …… 20
糖尿病になりやすい体質/糖尿病を引き起こす主な原因/
なぜ肥満から糖尿病になる?/内臓脂肪型肥満に要注意/標準体重と肥満指数/

運動不足やストレス過多でも糖尿病に
column2 やせているのに、糖尿病？ 25
● 糖尿病からこんな病気になる …… 26
糖尿病から引き起こされる「合併症」／糖尿病の三大合併症／
血管をもろくする動脈硬化／【あなたの「糖尿病危険度」はどのくらい？】
column3 これからの糖尿病治療 32

第2章 糖尿病に効果的な栄養・食事療法 33

● 糖尿病の食事の基本 …… 34
「おいしく楽しく」食べる／決められたカロリー量を守る／
「自分で管理」を心がけよう
● 食事ではこんな点に注意 …… 38

食事の回数は一日三回以上／効果的な食べ方／栄養は偏らずにとること／ビタミン、ミネラルをたっぷりとる
column4　食物繊維たっぷりの食材　41
●食品交換表を活用する……42
「食品交換表」とは／「1単位＝八〇キロカロリー」で計算する
●食事療法の調理のポイント……46
食品や調味料は計量して使う／油、砂糖は控えめに／肉の脂肪分にも要注意／酢を積極的に使用する／だしやスパイスで薄味の工夫を
column5　外食するときの注意　51
●機能性食品を活用しよう……52
「機能性食品」とは／治療の補助として使用する／【血糖値が気になり始めた方に役立つ機能性食品】

第3章 糖尿病に役立つ食品 55

[表1＊主に炭水化物を含む食品] …… 56
大麦●豊富な食物繊維が血糖値の調節に有効 56
そば●ルチンがインスリンの分泌を促す 58
やまのいも●ネバネバ成分が高血圧を予防する 60
さといも●低カロリーで栄養豊富な根菜の代表選手 62
[表2＊主に炭水化物を含む食品] …… 64
バナナ●上手に取り入れたい手軽な果物 64
グレープフルーツ●ビタミンCが高血圧やストレスに効果的 66
[表3＊主にたんぱく質を含む食品] …… 68
鶏（胸肉・ささ身）●高たんぱく低カロリーが食事療法で大活躍 68
豚（もも肉）●ビタミンB_1の重要な補給源 70
レバー●ビタミンB_2と鉄分がたっぷり 72
豆腐●栄養豊富で消化のよい、代表的なヘルシーフード 74

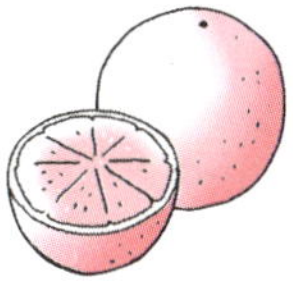

納豆●ネバネバに血栓を溶かす効果が 76
かき●食事療法に欠かせない「海のミルク」 78
さば●生活習慣病に有効な不飽和脂肪酸の宝庫 80
いわし●さばと並ぶ生活習慣病の強い味方 82
まぐろ●良質なたんぱく質と不飽和脂肪酸が有効 84
さけ●注目の栄養素アスタキサンチンが動脈硬化を予防 86
いか●生活習慣病に効果大のタウリンが豊富 88
あさり●小さな身のなかにたっぷりのミネラル 90
[表4＊主にたんぱく質を含む食品] …… 92
ヨーグルト●カルシウムや乳酸菌が糖尿病に効果的 92
[表5＊主に脂質を含む食品] …… 94
アボカド●動脈硬化を予防する栄養価抜群の「森のバター」 94
ごま●小さな粒々に含まれる強力な抗酸化力 96
[表6＊主にビタミン・ミネラルを含む食品] …… 98
キャベツ●ストレス解消に役立つビタミンCの宝庫 98
カリフラワー●糖尿病に有効なビタミン類に富む 100

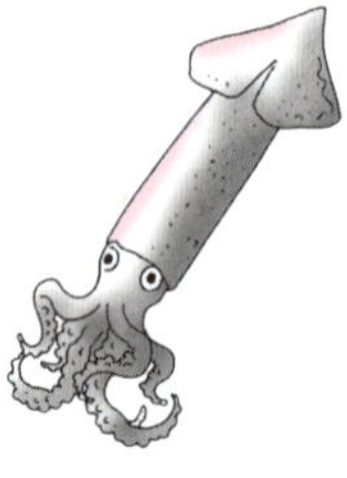

グリーンアスパラガス●ルチンがインスリンの分泌を活発にする 102
ブロッコリー●豊富なビタミン、ミネラルで合併症を予防 104
ごぼう●たっぷりの食物繊維が血糖値の上昇を防ぐ 106
たまねぎ●「涙のもと」硫化アリルが血栓を予防 108
れんこん●ビタミンCと食物繊維でダブル効果 110
こまつな●豊富なカルシウムが糖尿病の発症をブロック 112
ほうれんそう●糖尿病に不可欠な「緑黄色野菜の王様」 114
ししとうがらし●小さいながらも糖尿病に効果絶大 116
だいこん●根も葉も糖尿病に大いに有効 118
こんにゃく●グルコマンナンが血糖値の上昇を抑える 120
まいたけ●豊富なペプチドが高血圧を防止 122
しいたけ●特有成分が種々の合併症に効果的 124
column6 使い過ぎに用心したい食品 126
第4章 予防と改善に役立つおいしいレシピ 127

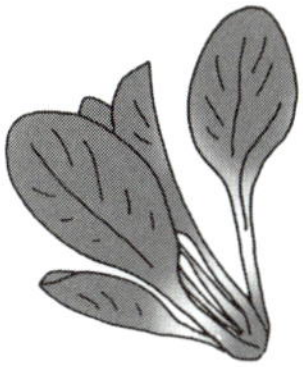

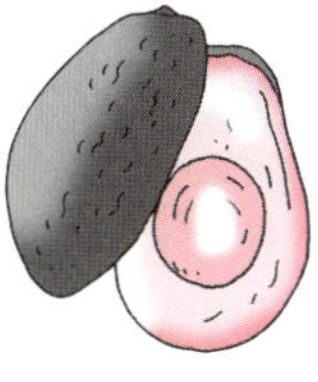

さといものごまみそかけ 128
五色きんぴら 129
グレープフルーツと水菜のサラダ 130
いわしの蒲焼き 131
牛肉としし唐の豆板醤炒め 132
カリフラワーのピクルス 133
さけとかぶのクリーム煮 134
豚肉ののりしそロール 135
れんこんのはさみ焼き 136
トマトのオニオンサラダ 137
かき入り茶碗蒸し 138
茶そばサラダ 139
まぐろとアボカドのわさび和え 140
まいたけとあさりのスパゲティー 141
レバーの赤ワイン煮 142

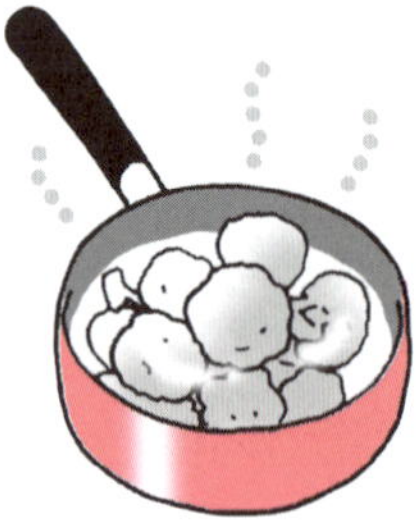

キャベツの甘酢炒め 143
蒸し鶏のスイートチリソース添え 144
根菜サラダ 145
さばの粒マスタード焼き 146
豆腐入りつくねのあったかスープ 147
column7 食べごたえを楽しむ工夫 148

第5章 糖尿病に効果的な生活習慣

149
●適度な運動を取り入れよう …… 150
なぜ運動が大切なのか／運動の種類とメディカルチェック／
軽くても、毎日続けられる運動を／食後一～二時間がベストタイミング
●たばこ、お酒、ストレスとのつき合い方 …… 154
たばこは動脈硬化を進行させる／適量を守れるならば、飲酒はＯＫ／

ストレスをためない自分になる努力を
●衛生的な生活を心がけよう……156
感染症にかからないよう注意する／足は特に入念なケアを

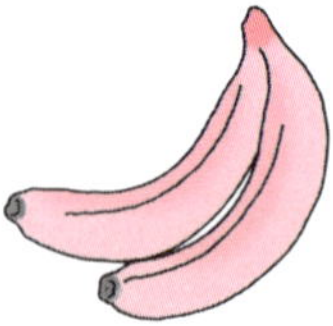

監修協力●風登江利子
カバー立体制作●酒井志保
カバー撮影●千代田スタジオ（溝口清秀）
本文イラスト●上田惣子
装丁●同文書院デザイン室　松本由布子
編集協力・ＤＴＰ●門馬説子
編集担当●篠原要子

第1章

糖尿病って、どんな病気？

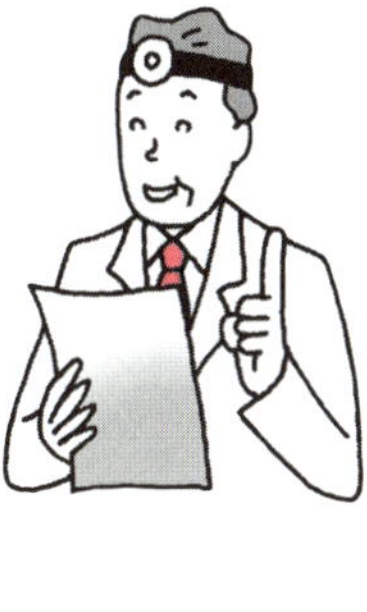

糖尿病とはこんな病気

まずはじめに、糖尿病とはいったいどういう病気なのか、体のなかでどのような変化が起きて糖尿病になるのか、といった発症のメカニズムについて簡単に説明しましょう。

血液中のブドウ糖が過剰になった状態

私たち人間の血液中には、糖質、たんぱく質、脂質（三大栄養素）のほか、ビタミンやミネラルといったさまざまな栄養素が含まれています。これらの栄養素のなかでも、人間が生命活動を維持するために必要なエネルギー源となるのが炭水化物※です。炭水化物は主としてご飯やパンなどに多く含まれる栄養素で、体内でブドウ糖に分解されて消化吸収されます。ブドウ糖はいわば車を動かすためのガソリンのようなもので、当然のことながら、不足すれば人体は正常に動かなくなります。

しかし、逆にブドウ糖が増え過ぎても体に支障をきたします。血液中に含まれるブドウ糖を血糖といい、その濃度を「血糖値」といいますが、糖尿病とは、この血糖値が高い状態、すなわち血液中のブドウ糖が過剰になった状態をいいます。過剰になったブドウ糖は尿とともに排泄されます。これが〈糖尿病〉と名づけられた由来です。

血糖値を左右する「インスリン」

私たちが摂取した炭水化物は小腸で消化吸収されたのち、門脈という血管を通って肝臓に運ばれます。肝臓に運ばれたブドウ糖は、エネルギーとして必要な量のみ血液中に送り込まれ、余ったぶんはグリコーゲンとして肝臓に蓄えられます。この働きをうまく調整する役割を担っているのが、すい臓から分泌される「インスリン」というホルモンです。

たとえば、食事をした後に血液中のブドウ糖の濃度が高くなる、つまり血糖値が高くなると、インスリンが分泌されて肝臓から出されるブドウ糖の量が抑制され、血糖値が必要以上に高くならないように調節されます。また逆に、激しい運動などをしてエネルギーを消耗すると、インスリンの分泌が減って、肝臓に蓄えられたブドウ糖が血液中に放出されます。

ですから、何らかの原因によってインスリンが正常に機能しなくなってしまうと、血糖

【1日の血糖値はこのように変化する】

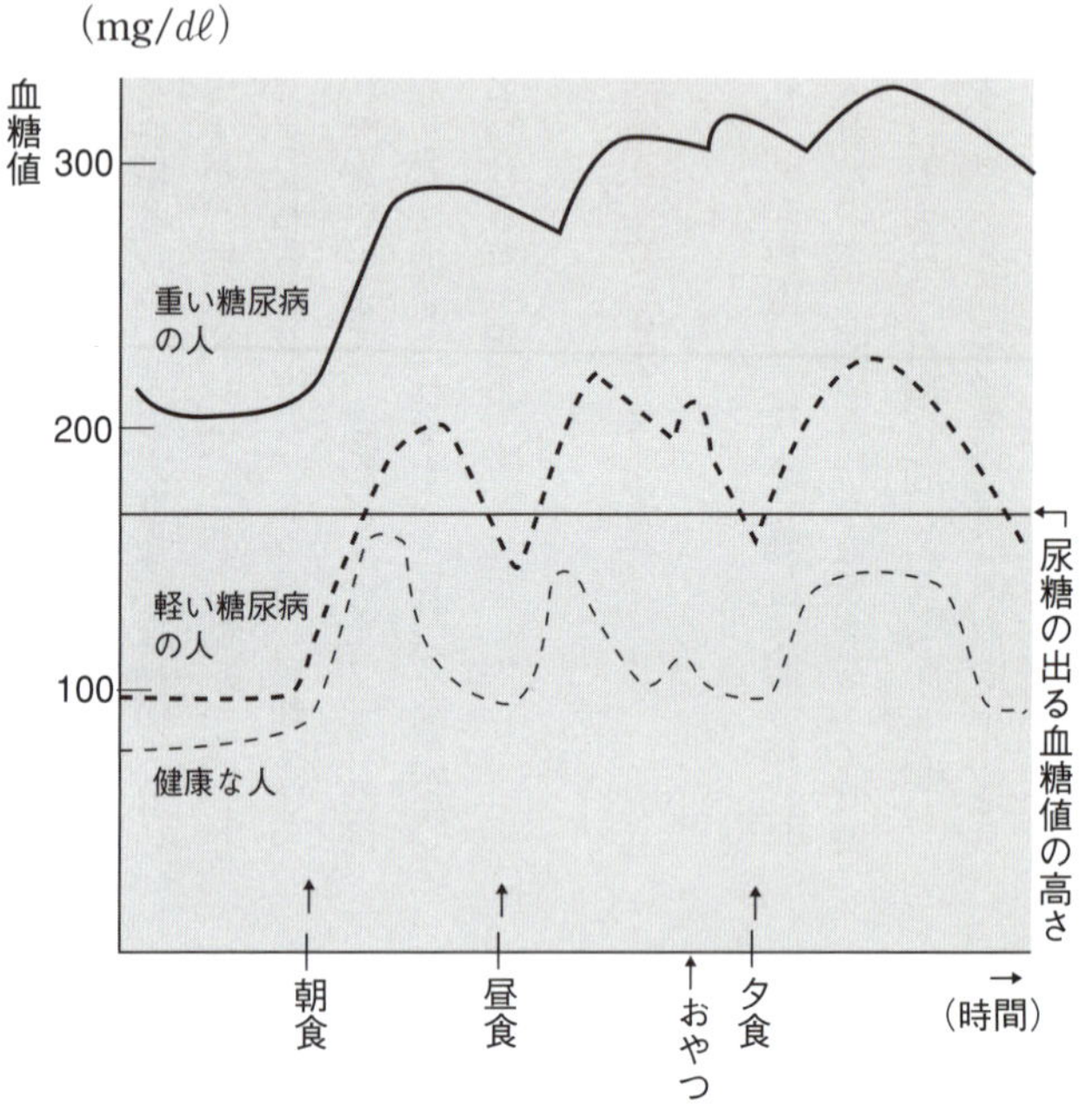

- - - - - 健康な人：食事をすると血糖が上がってきますが、160mg/dlどまりで次の食事までには100mg/dlくらいまで下がります。

- - - - - 軽い糖尿病の人：食後の血糖の上がり方が大きく、尿糖が出る血糖値（閾値）をこえる時間が多くなっています。このような時期では、自覚症状はほとんどありません。

——— 重い糖尿病の人：朝食の前から血糖値は200mg/dl以上にもなっています。尿が多くなり、のどがかわき、体のだるさを感じるようになります。

『糖尿病　治療の手びき改訂新版』(日本糖尿病協会・南江堂)より

値を正常に保つことができなくなり、糖尿病を引き起こすことになります。

糖尿病の主な自覚症状

糖尿病の代表的な自覚症状として、次のようなものがあげられます。

1 のどがかわいて、たくさん水を飲む
2 尿の量が増え（多尿）、回数も多い（頻尿）
3 食欲が出て急に太った
4 普通に食べているのにやせる
5 疲労感、倦怠感が強い

糖尿病の初期には、自覚症状がまったくあらわれないのが普通です。ですから、これらの自覚症状があらわれた時点では、すでに血糖値の高い状態が続いている、つまり糖尿病がある程度進行した状態であると考えられます。すみやかに治療にかからないと、さまざまな合併症（二六ページ）を引き起こすことにもなりかねません。

また、こうした自覚症状は個人差があるため、なかなか発見に至らない可能性もあります。できれば定期的に検診を受けて、自覚症状があらわれる前に治療を開始するのが理想的です。

※「炭水化物」とは、糖質と食物繊維をあわせた呼び方のこと

【糖尿病の主な自覚症状】

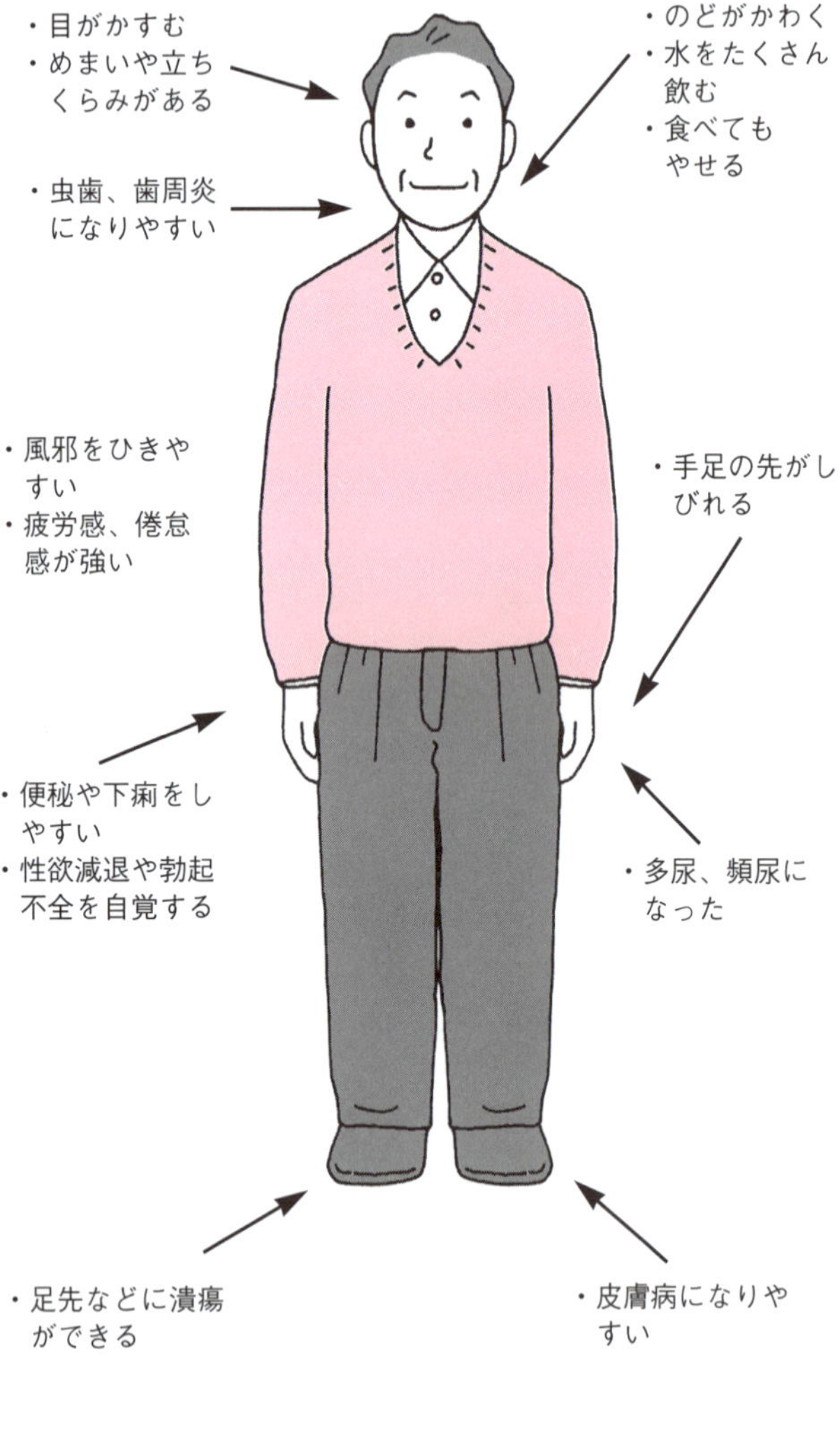

・目がかすむ
・めまいや立ちくらみがある
・のどがかわく
・水をたくさん飲む
・食べてもやせる
・虫歯、歯周炎になりやすい
・風邪をひきやすい
・疲労感、倦怠感が強い
・手足の先がしびれる
・便秘や下痢をしやすい
・性欲減退や勃起不全を自覚する
・多尿、頻尿になった
・足先などに潰瘍ができる
・皮膚病になりやすい

column 1

糖尿病にはいくつかの種類がある

糖尿病には、大きく分けて次の三つの種類があります。

1 インスリンの分泌がない、あるいはごくわずかしかないために発症する糖尿病

このタイプの糖尿病患者は、インスリンを合成・分泌するすい臓の破壊による、インスリンの欠乏が原因で発病します。注射などによって常にインスリンを補わなくてはならず、「1型糖尿病」と呼ばれています。患者数はごくわずかで、二五歳未満の若年者に発症する例が多いようです。

2 インスリンが効果的に作用しないために起きる糖尿病

我が国の糖尿病患者の九〇%はこのタイプに属します。このタイプの糖尿病は、インスリンの分泌の低下及び感受性の低下の両者による作用不足が大きな原因となって発病します。症状の進行はゆるやかで肥満を伴う場合も多く、適切な食事や運動による改善が可能で、「2型糖尿病」と呼ばれています。

3 妊娠による糖尿病

これも少数ですが、妊娠によるホルモン分泌の変化が、インスリンの作用に影響を及ぼして発症すると考えられています。

なぜ糖尿病になるのか

糖尿病になりやすい体質

糖尿病は遺伝的な要素の強い病気です。科学的な検査や測定数値などで確証を得られたわけではありませんが、家族や親族に糖尿病の患者がいる場合は、発症する確率が高いという事実が統計的に明らかにされています。

しかし、両親あるいは親族が糖尿病だからといって、必ずしも子どももまた糖尿病を発症するというわけではありません。糖尿病そのものが遺伝するというよりも、「糖尿病になりやすい体質」が遺伝するのです。ですから、遺伝的に糖尿病を発症する可能性をもっていても、発症しないような生活習慣を心がけることで、糖尿病を未然に防ぐことは十分可能です。

もちろん、遺伝とはかかわりなく、自分自身が糖尿病になりやすい体質を生まれつきそなえている場合もあります。いずれにしても、このような体質にいくつかの誘因が加わると糖尿病を発症することになります。

糖尿病を引き起こす主な原因

その誘因としてもっとも考えられるのは、食べ過ぎや飲み過ぎなどによるエネルギーの過剰摂取、それに肥満です。

糖尿病を引き起こす直接の原因は、すい臓から分泌されるインスリンが正常に作用しなくなるためであることは前に説明しましたが、食べ過ぎや飲み過ぎによって血糖値が高い状態が続くと、すい臓がいくらインスリンを出しても、ブドウ糖の処理が追いつかなくなるのです。やがてブドウ糖を処理するためのインスリンの分泌量が低下します。

健康な状態ならば、食後二時間ほどで血糖値は食前の数値に戻りますが、このようにインスリンが十分に働かなくなると、三、四時間たっても血糖値は下がりません。下がらないまま次の食事をすると、さらに血糖値が上がり、高血糖の状態になります。その結果、糖尿病を発症するということになるのです。

なぜ肥満から糖尿病になる?

過食によってもたらされる肥満も、糖尿病を発症する大きな原因の一つになります。

肥満の状態になって脂肪細胞が増加する

と、インスリンを効率よく利用することができなくなり血糖値が上昇します。するとすい臓は、血糖値を低下させるためにさらにインスリンを分泌しようとしますが、すい臓自体に大きな負担がかかるため、次第に十分に機能することができなくなります。その結果、さらに血糖値が上がるという悪循環に陥るというわけです。

また、肥満するほど体が重くなって動作もにぶくなるため、筋肉が衰えてエネルギーの消費も低下し、糖質の代謝も悪くなります。こうなると、血糖値の上昇にさらに拍車をかけることになるのです。

内臓脂肪型肥満に要注意

特に、内臓に脂肪がたまる「内臓脂肪型肥満」は危険であるといわれています。

肥満には、この内臓脂肪型肥満のほかに皮膚組織の内側に蓄えられる「皮下脂肪型肥満」がありますが、どちらになりやすいかは、遺伝的な影響や体質、年齢などによって異なります。

内臓脂肪型肥満は、皮下脂肪型肥満に比べて、高血圧や脂質異常症（高脂血症）による心筋梗塞なども引き起こしやすいといわれており、極めて危険な肥満です。

ただし、内臓脂肪は皮下脂肪よりも「つき

やすく、落としやすい」ので、適切な食事療法を心がければ、確実に改善することができます。

標準体重と肥満指数

では、いったい自分の肥満度はどの程度なのか。それを把握するために知っておきたいのが、標準体重と肥満指数です。

現在糖尿病の治療などで取り入れられている標準体重は、ボディ・マス・インデックス(Body Mass Index：ＢＭＩ)という肥満指数の計算方法に基づいたものです。

この肥満指数は、〈体重(kg)÷身長(m)の二乗〉で求められ、男女ともこの数値が二二のときがもっとも病気にかかりにくいとされていますが、一八・五〜二五未満なら普通、二五以上だと肥満となります。次ページに計算方法と計算例を示しましたので、ご自身の数値も計算してみてください。

運動不足やストレス過多でも糖尿病に

また、運動不足やストレス過多も糖尿病を引き起こします。

適度な運動は、糖質や脂質の代謝を促進してインスリンの働きを活発にさせるため、血糖値を安定に保つ効果があるのです。逆に運

$$BMI = \frac{体重(kg)}{身長(m) \times 身長(m)}$$

※計算結果が18.5〜25未満なら普通。
25以上だと、肥満となる。

$$標準体重 = 身長(m) \times 身長(m) \times 22$$

◆計算例

※身長170cm、体重80kgの人の場合

$$BMI = \frac{80}{1.7 \times 1.7} = 27.7$$

$$標準体重 = 1.7 \times 1.7 \times 22 = 63.6(kg)$$

動をしないと、インスリンの働きが低下します。

同様に、過度のストレスもインスリンの働きを低下させ、血糖値を上昇させることがあります。精神的なショックやケガなどの身体的なダメージも、ストレスとして糖尿病を発症させる要因となるケースもあるといわれています。また、こうしたストレスが原因となって過食に陥り、血糖値を上げるという可能性も十分に考えられます。

column 2

やせているのに、糖尿病？

一般的に「糖尿病は太っている人の病気」というイメージがありますが、やせている、太っているといった外見だけで判断してよいのでしょうか？　「やせているから、糖尿病の心配はまずない」と高を括ってしまっても大丈夫なのでしょうか？

じつは、やせているからといって、必ずしも糖尿病の心配はまったくないと断言することはできません。

確かに、肥満の人はインスリンの抵抗性が生じるため、ますますインスリンの分泌機能が高まります。しかもその状態が持続するため、やがてすい臓が疲労して、逆にインスリンの分泌量が減って血糖値が高くなります。

しかし、やせ型、あるいは普通の体型の人でも、遺伝的に糖尿病の体質であれば、運動不足や過食、あるいは身体的、精神的ストレスによってインスリンの分泌不全が起こり、糖尿病を発症するケースもあり得るのです。

このように、糖尿病を発症するか否かは、太っているかやせているかで判断されるのではなく、インスリンが正常に分泌されている状態かどうかで決まるのです。「親は糖尿病だけど、自分は太らない体質だから絶対に大丈夫」と安心していてはいけません。遺伝的な体質をもっている人は、健康診断などで常に注意するようにすべきです。

糖尿病からこんな病気になる

糖尿病から引き起こされる「合併症」

糖尿病は、たとえ糖尿病であると診断されても、医師の指導のもとに食事療法や運動療法などを実行して血糖値を正常に保つようコントロールしていれば、何ら問題はありません。糖尿病自体を完全に治すことはできませんが、高血糖の状態にならないような生活習慣を心がけることによって、良好な健康状態を維持することが可能なのです。

しかし、血糖値のコントロールがうまくいかないと、さまざまな余病を引き起こします。これを「合併症」といいます。糖尿病は、糖尿病そのものが問題というよりも、この合併症が深刻な問題であるといってもよいでしょう。

合併症には「糖尿病の三大合併症」と呼ばれる糖尿病神経障害、糖尿病腎症、糖尿病網膜症などの糖尿病特有の細小血管障害と、動脈硬化が原因で発症する心筋梗塞や脳梗塞の大血管障害など、さまざまなものがあります。

糖尿病の三大合併症

○糖尿病神経障害

高血糖による代謝障害や毛細血管の損傷は、私たちの全身に張り巡らされている神経に深刻な影響を及ぼします。これを糖尿病神経障害といいます。

神経は大別すると、呼吸や消化吸収それに血液の循環などをつかさどる自律神経系と、手足の先を動かしたり痛覚を感知する末梢神経系の二つに分けられます。前者の神経障害の場合は便秘や下痢、立ちくらみや排尿障害のような症状を伴い、後者の場合は手足の冷えやしびれ、ほてり、それに痛みを感じにくくなるといった症状を伴います。末梢神経障害が進行した結果、足の傷口から化膿して壊疽《えそ》になり、切断に至るというケースもあります。

○糖尿病腎症

血液中にたまった老廃物は、腎臓の糸球体という組織でろ過されて尿のなかに排出されますが、血糖値が上昇した状態になると、糸球体の毛細血管が損傷し、腎臓が正常に機能しなくなってしまいます。その結果、尿中にたんぱく質が出るようになり、放っておくと腎臓のろ過機能そのものが低下していきます。これが糖尿病腎症です。

腎症が悪化すると尿毒症に陥り、人工透析や腎臓移植なども余儀なくされます。初期の段階で適切な処置を施さないと、生命の危険にかかわる重大な問題になります。

○糖尿病網膜症

網膜は、カメラのフィルムのように、光をとらえて目の前の物の形や色を感知する重要な役目を果たしています。高血糖の状態は、この網膜の毛細血管にもダメージを与え、血管をつまらせたり破裂させたりします。これが糖尿病網膜症です。糖尿病網膜症は、発症による視力の低下がゆるやかであるため、自覚することが極めて困難です。最悪は失明に至ることも考えられ、定期的な眼底検査を行う必要があります。

血管をもろくする動脈硬化

糖尿病に特有ではありませんが、頻度が高く、三大合併症と同様に注意を要するのが、動脈硬化です。

動脈硬化とは、血管の内壁が弾力性を失って硬くなることによって、血管がもろく傷つきやすい状態になることです。血液中のブドウ糖が増加すると、血液の成分である赤血球

【糖尿病に伴う主な合併症】

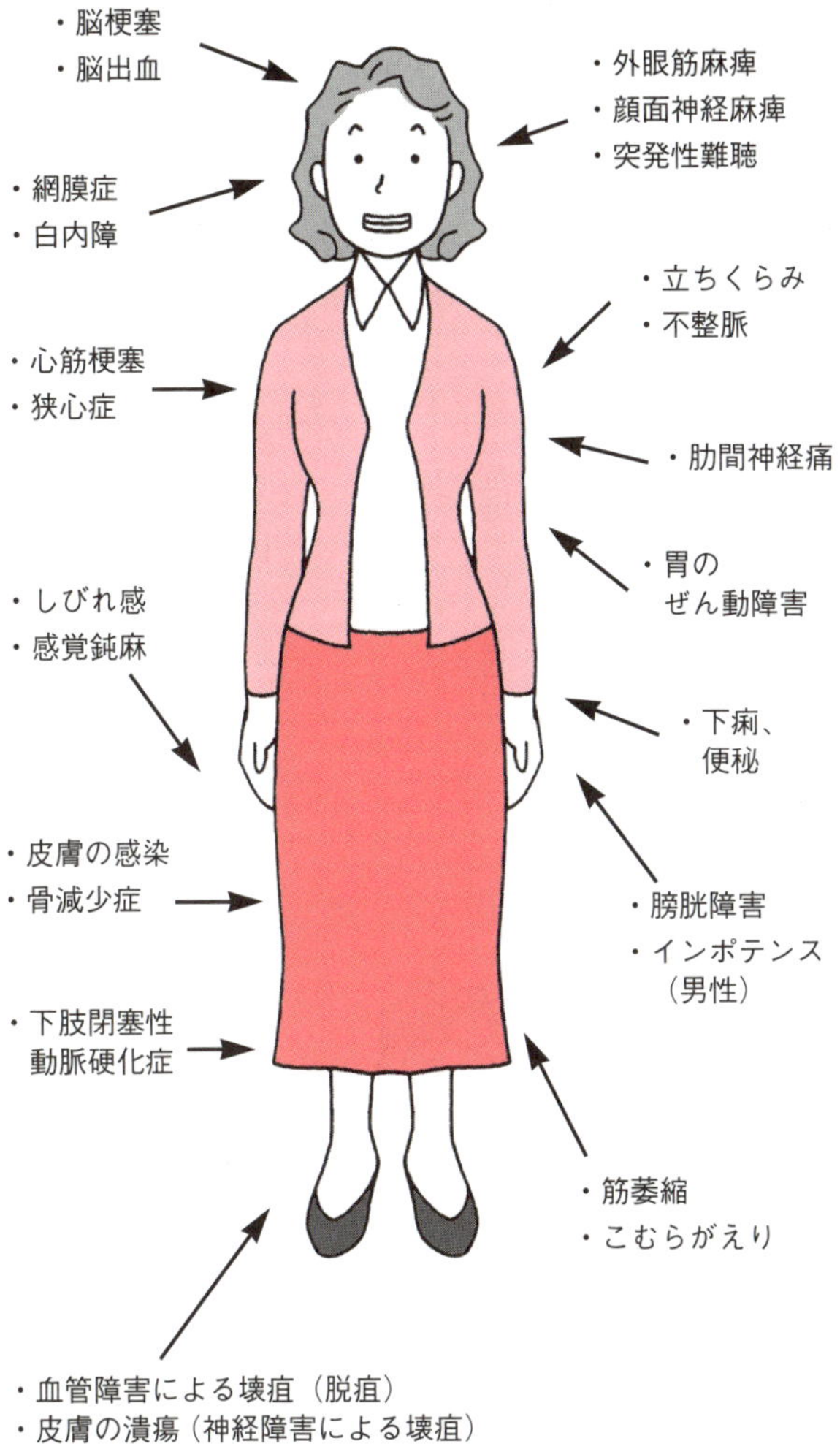

がくっつきやすくなって、血液がスムーズに流れなくなります。いってみれば血液の粘度が増して「ドロドロ」した状態になるわけですが、このドロドロの状態になった血液が血管の内壁を徐々に傷めて、動脈硬化の状態に至らせることになるのです。

この動脈硬化が進行すると、血管がつまりやすくなったり破裂しやすくなったりし、心筋梗塞や脳梗塞、それに狭心症などの生命にかかわる深刻な病気や末梢血管障害を発症させることになります。

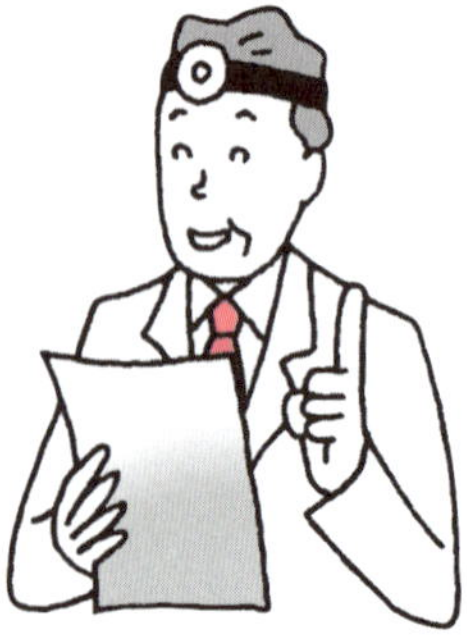

【あなたの「糖尿病危険度」はどのくらい？】

「血糖値が高め」、あるいは「自分も糖尿病かもしれない」と気にされている方は、次の項目をチェックして、合計点を出してみて下さい。

1	家族に糖尿病患者がいる	3点
2	20歳の頃よりも、15キロ以上体重が増えている	2点
3	間食や夜食を食べる習慣がある	1点
4	早食いである	1点
5	脂っこい物が好き	1点
6	甘い物をよく食べる	1点
7	ついお腹いっぱい食べてしまう	1点
8	アルコールをよく飲む	1点
9	炭酸飲料など甘い飲み物をよく飲む	1点
10	食品を必要量以上を買ってしまう	1点
11	ストレスが多い	1点
12	車が足代わりになっている	1点

合計点が5点以下なら**「心配なし」**。6～7点は**「要注意」**で、生活習慣を見直さないと、糖尿病を発症する恐れあり。8～9点は**「危険」**で、糖尿病発症寸前とも考えられるので、早急な改善が必要。10点以上は**「かなり危険」**で、すでに糖尿病が進行している可能性が高いので、できるだけ早く医師に相談して食事、運動療法を始めるべきです。

血糖値のコントロールにあたって、近年では欧米の研究者を中心に、グリセミック・インデックス（glycemic index：ＧＩ）という概念が注目されています。

ＧＩとは、炭水化物食品を摂取した後の血糖値の上昇の度合いを示したもので、この値が高い食品は食後の血糖値が上昇しやすい食品であり、逆に低い食品は食後の血糖値が上昇しにくい食品と見なされています。

実際に行われた調査によれば、低ＧＩ値の食品を取り入れた食事は満腹感を上昇させて、食事の摂取量を抑えることができるという報告もあり、糖尿病の治療への応用が期待されています。

column 3

これからの糖尿病治療

ただし、これはあくまで欧米人が常食する食事を基準にしたＧＩ値であり、穀物摂取の形態や量が大きく異なる日本人の食生活に、これをそのまま活用するのは無理があるため、我が国ではもっぱら研究段階にとどまっているのが現状です。

昨今流行した「低インシュリンダイエット」でも、このＧＩ値が注目され、画期的なダイエット方法として脚光を浴びましたが、ここでうたわれている「ＧＩ値が低い食品はいくら食べても太らない」を、そのまま鵜呑みにして食事療法などに取り入れるのはたいへん危険です。流行にまどわされず、正しい認識をもって食事療法にのぞむことが大切です。

第2章

糖尿病に効果的な栄養・食事療法

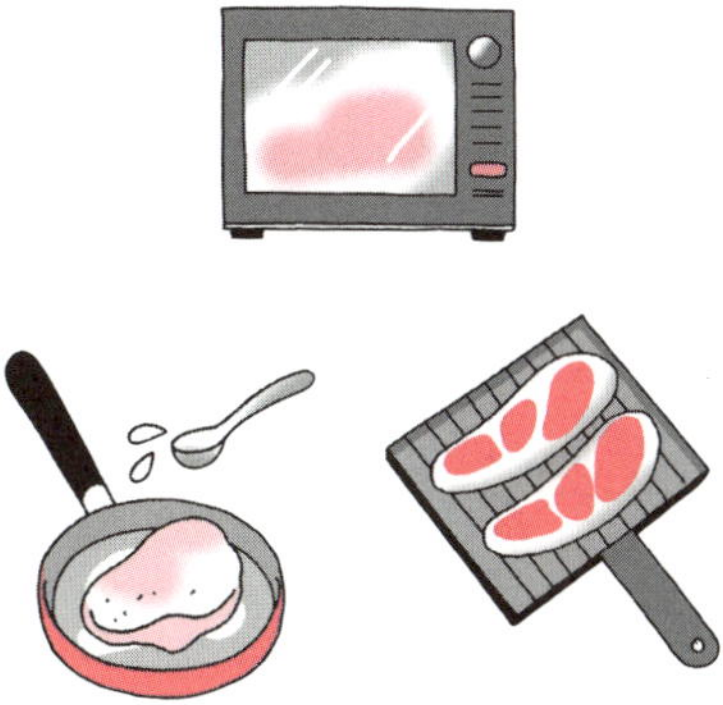

糖尿病の食事の基本

「おいしく楽しく」食べる

糖尿病の治療には、食事療法、運動療法、それに薬物療法がありますが、もっとも重要なのが食事療法です。

食事療法と聞くと、「食べたい物を制限され、食生活がさみしくなる」と想像する方が多いようですが、これは大きな誤解です。

もちろん、血糖値を正常な数値にコントロールするために、食べる量を制限するということはありますが、あくまで量を制限するのであって、まったく食べてはいけないという食品もありません。糖尿病の食事は、健康な人にとっても理想的な食習慣なのです。

糖尿病の食事療法で大切なことは、「いきいきと生きていくために必要な最小限度の量」を食べるということです。量を制限されることを気にするよりも、食事そのものをおいしく楽しくいただくということを心がければ、食事療法はむしろ楽しい食生活への扉を開くことにもつながるのです。

繰り返しになりますが、糖尿病の食事療法は、病人食ではなく極めて理想的な健康食です。使用する食品や調味料の使い方、栄養バランスのとり方、そして調理法や食べ方など、健康を維持するのに役立つ食生活の、基本ともいうべきものなのです。

特別な食事としてとらえるのではなく、本来あるべき食生活のお手本として、食事療法にのぞみましょう。

決められたカロリー量を守る

食事療法を行う際には、その人が最小限必要とする一日の摂取カロリーが指示されます。これを指示カロリーといいます。この指示カロリーはその人の年齢や性別、身長、それに身体活動量によって決められます。

身体活動量とは一日に消費されるエネルギー量で、その人がどのような職業に就いているかによって違ってきます。身体活動量の目安と一日の指示カロリーの計算例を次ページに示してありますが、指示カロリーの算出に際して使用する活動量の数値をどの程度にするのか（たとえば、活動量二五～三〇の人の場合、二五から三〇のうちどの数値にするのか）は、その人の糖尿病の度合いによって違ってきます。ですから、食事療法を実践する

【「身体活動量」の目安】

生活強度	活動量	職業別
やや低い	25～30kcal/kg	事務員、教員、一般的な店員、動きの少ない工員、閑期の農林水産業従事者、主婦など
適度	30～35kcal/kg	徒歩の多いセールスマン、動きの多い工員、繁期の農林水産業従事者など
高い	35kcal～/kg	筋肉労働を中心とする人、スポーツ選手など

↑
●標準体重１kgあたりの活動量
●寝たきり状態の人は20～25kcalが目安になる

【１日の指示カロリーの計算方法】

１日の指示カロリー＝標準体重(kg)×身体活動量(kcal)

〈身長$(m)^2$×22〉　〈25～35kcal〉

◆計算例

※身長170cmの事務員の場合

[1.7×1.7×22]　×27.5(*)≒1750kcal

（*上表の「25～30kcal」の中間の数値を使用）

際には、医師の指導に従って指示カロリーを算出するようにしましょう。

「自分で管理」を心がけよう

また、血糖値を一定の数値に保つために食事を規則正しくとるということも、食事療法を成功させるための重要なポイントです。自分の生活習慣に合わせて食事の回数と時刻をきちんと決め、それをできるだけ守って続けていくことがとても大切なのです。

食事療法を着実に実行するには、「自己管理すること」が重要です。食事の量を計量するにしても、「誰かにやってもらう」というスタンスではなく、「自分でやる」という心構えがもっとも大切なのです。

食事の分量や運動量、体重、血圧、血糖値など、できる限り自分自身で実際に測って、自分ですべてを管理していく習慣を心がけてほしいものです。

特に、外食の機会が多い男性などは、常日頃から自分の食事の指示エネルギーにそった量を知っておくようにすれば、外食のときにどの程度食べてよいのかも容易につかむことができるようになると思います。

人任せにせず、自分で管理していく心構えをしっかりともつようにしましょう。

食事ではこんな点に注意

食事の回数は一日三回以上

一度にたくさんの食事量をとる、いわゆるドカ食いをすると、血糖値が一気に高くなってすい臓に負担をかけることになります。ドカ食いはしないよう注意してください。

一日に必要なエネルギー量を朝、昼、晩の三回に均等に分けることを原則としますが、場合によっては牛乳や果物を間食にまわすといった食べ方をしてもよいでしょう。朝食と昼食を極端に軽くして晩ご飯を多めに食べる、といった不均等な摂取の仕方は、避けるべきです。

朝食はきちんと食べて、夕食を食べ過ぎないよう、また少なくとも眠る二時間前の食事(夜食)はしないよう、心しておきましょう。

効果的な食べ方

食事はゆっくり噛んで食べるようにしまし

ょう。よく噛んで食べると、ドカっとたくさん食べなくても十分な満腹感が得られますし、血糖値の上昇もゆるやかになります。ゆっくり噛んで食べる→ドカ食いにならない→腹八分目の満腹感、となるような食べ方が理想的です。

また、食べる順番を工夫するのも一案です。たとえば、みそ汁などの汁物をまず先に食べて、次にサラダや酢の物といったカロリーの低い野菜や海藻などを食べます。それからご飯や肉、魚などのおかずを食べるようにすると、比較的満足感が得られやすくなると思います。

栄養は偏らずにとること

食品の組み合わせにも十分な配慮が必要です。主食になるご飯やパン、それに魚、肉、野菜などのおかずは、三食のなかで均等に配分するようにします。

「朝はサラダと飲み物だけにして、そのぶん夕食でご飯物をたくさん食べる」「ご飯を減らしたぶん、おかずを多くする」「肉や魚を極端に減らして、野菜ばかり食べる」といった偏った食べ方はいただけません。このような偏食をしていると、必要な栄養素が摂取できなくなって、食事療法がスムーズに進まなくなる恐れがあります。

食事療法で大切なのは、さまざまな栄養素をバランスよくとることです。ご飯や魚、肉類を敬遠すればいい、というのは大きな間違いです。やつれてしまっては、元も子もありません。

ビタミン、ミネラルをたっぷりとる

偏った食べ方はいけないと説明しましたが、わかめやこんぶ、ひじきといった海藻類、それにきのこやこんにゃくなどはカロリーが極めて低い上に、ビタミンやミネラル、それに食物繊維をたっぷり含んでいますので、特に制限する必要はありません。

人間の体は、エネルギーとなる糖質や脂質、それに筋肉や骨などをつくるたんぱく質に加え、代謝を円滑にさせるビタミンやミネラル（カルシウム、マグネシウム、鉄分など）といった栄養素が十分に与えられてはじめて、健康を維持することができます。糖尿病の食事療法では、こうしたビタミンやミネラル、それに食物繊維が重要な役割を果たします。

特に食物繊維は、血糖値の急激な上昇を抑える、コレステロール値を低下させる、便通をよくする、満腹感を得るのに役立つなど、健康を保つ上でさまざまな効果をもたらしますので、積極的にとることをおすすめします。

食物繊維は、糖尿病の治療のみならず、大腸ガンの予防などにも大きな効果があるといわれる優秀な栄養素です。できるだけ多く食事に取り入れるよう工夫したいものです。ただし、食物繊維を急激に多くとると、お腹が張ったり下痢をしたりすることもありますので、少しずつ摂取量を増やすようにしたほうがよいでしょう。

食物繊維を多く含む食品を表に示しましたが、このなかにはカロリーの高いものもありますので、食事療法に使用する際にはカロリーをきちんと計算して、適量を取り入れるようにしましょう。

column 4

食物繊維たっぷりの食材

食物繊維を多く含む食品

食品名　※〈〉は1単位あたりの量(g)	1単位中の食物繊維(g)
おから(新製法)〈80〉	9.2
ゆであずき〈60〉	7.1
グリーンピース〈90〉	6.9
ブルーベリー〈150〉	5.0
キウイフルーツ〈150〉	3.8
いちご〈250〉	3.5
きなこ(全粉大豆)〈20〉	3.4
大豆(乾燥／国産)〈20〉	3.4
甘ぐり〈40〉	3.4
スイートコーン(缶詰)〈100〉	3.3
さといも〈140〉	3.2
西洋かぼちゃ〈90〉	3.2
ゆりね〈60〉	3.2
とうもろこし〈90〉	2.7

食品交換表を活用する

「食品交換表」とは

食品交換表とは、ご飯やパン、麺類、それに肉や魚、野菜など、私たちが常日頃口にしている食品を、含まれる栄養素をもとに〈表1〉～〈表6〉の六つのグループに分けたものです。次ページに食品交換表の一部をまとめてみました。

まず、〈表1〉は主食となるものが主で、穀類、いも類、種実類など。〈表2〉は果物類で、〈表1〉と〈表2〉の両者は炭水化物を多く含む食品となっています。

また〈表3〉と〈表4〉はどちらもたんぱく質を多く含む食品となっており、〈表3〉は肉、魚、貝、卵、大豆など、〈表4〉は牛乳、乳製品です。

そして〈表5〉は油脂類など脂肪を多く含む食品で、残る〈表6〉は野菜、海藻、きのこなどビタミンやミネラルを多く含む食品として分類されています。

【食品交換表の6つの表】

主に炭水化物を含む食品	表1	・穀物（ご飯、パン、麺、コーンフレークなど） ・いも ・炭水化物の多い野菜と種実（れんこん、とうもろこし、かぼちゃ、くり、ぎんなんなど） ・豆（大豆を除く。そら豆、あずきなど）
	表2	・果物（ただし、干し果物や缶詰めは除く）
主にたんぱく質を含む食品	表3	・魚 ・貝 ・いか、たこ、えび、かに ・魚介の乾物・缶詰め、水産練製品・佃煮 ・肉、肉の加工品（ロースハム、ウィンナーソーセージ、ローストビーフなど） ・卵、チーズ ・大豆とその製品
	表4	・牛乳と乳製品（チーズを除く）
主に脂質を含む食品	表5	・油脂（植物油、バター、マヨネーズなど） ・多脂性食品（アボカド、クリーム、ばら肉、ベーコン、ごま、アーモンド、ピーナツなど）
主にビタミン・ミネラルを含む食品	表6	・野菜 ・海藻 ・きのこ ・こんにゃく
調味料		味噌、砂糖、みりん　など

『糖尿病食事療法のための食品交換表　第6版』（日本糖尿病協会・文光堂）より

このように、同じ〈表〉内の食品はどれもよく似た栄養素を含んでいますので、同一の〈表〉内であれば、どの食品を選んでも同じ栄養素を得ることができます。

たとえば、「炭水化物を摂取するために、ご飯の代わりにパンを選ぶ」「たんぱく質をとるのに、肉の代わりに魚、あるいは大豆製品を選ぶ」などという具合に、必要とする栄養素を摂取するにあたって、同じ〈表〉内で食品どうしを交換することができるわけです。

食事療法のために食品交換表を活用する際には、医師や管理栄養士の指導に基づいて、各〈表〉から組み合わせる食品を選んで献立を考えることになりますが、「指示カロリーさえ守ればいいのだから、〈表1〉のご飯を削って、そのぶん〈表3〉の肉と魚を多くする」といった、〈表〉の枠を越えた組み合わせは原則としてできません。

この食品交換表は、糖尿病患者向けに『糖尿病食事療法のための食品交換表』（日本糖尿病学会編／日本糖尿病協会・文光堂刊）という冊子として刊行されています。

ちなみに、この食品交換表には、〈表1〉から〈表6〉に分類された食品のほかに、砂糖、味噌、みりん、ケチャップといった調味料や、外食メニュー、調理加工食品、アルコールやジュース、菓子類などのし好食品についても、巻末に単位が掲載されています。十分に活用しましょう。

「1単位＝八〇キロカロリー」で計算する

食品交換表では、「単位」という言葉が使われます。この「単位」は、1単位＝八〇キロカロリーと定められています。

たとえば、ご飯1単位＝八〇キロカロリー＝五〇グラム（茶碗に軽く半分）、パン1単位＝八〇キロカロリー＝三〇グラム（六枚切り食パンを1／2枚）のように、食品交換表では1単位当たりのグラム数が示されています。

もしも、指示カロリーが一、二〇〇キロカロリーなら、一、二〇〇÷八〇＝一五単位となります。この一五単位を食品交換表の各〈表〉からうまく配分して献立を考えるわけですが、実際の配分については、患者の体質や病状によって異なりますので、医師や管理栄養士の指示に従って行うことになります。

食事療法を始めるにあたっては、できるだけ早くこの「単位」に慣れるようにし、食品交換表を有意義に使いこなすようにしたいものです。

食事療法の調理のポイント

食品や調味料は計量して使う

糖尿病の食事をつくる際には、食品や調味料の分量をしっかりと計量してから調理することが大切です。目分量や勘で使用するのではなく、はかり、計量カップ、計量スプーンを必ず用いるようにしましょう。

ちなみに、1単位当たりの分量は砂糖なら二〇グラム、味噌なら四〇グラム、みりんでは三五グラムとなっています。

食事療法では一日に使用する調味料の分量は0・5単位となっていますので、献立を考えるときには注意しましょう。

油、砂糖は控えめに

糖尿病の食事療法においては、油と砂糖のとり過ぎは厳禁です。油や砂糖、それに味噌やしょうゆといった調味料などは、ついうっかり使い過ぎてしまうことも多いと思います

【少ない油で調理するための工夫】

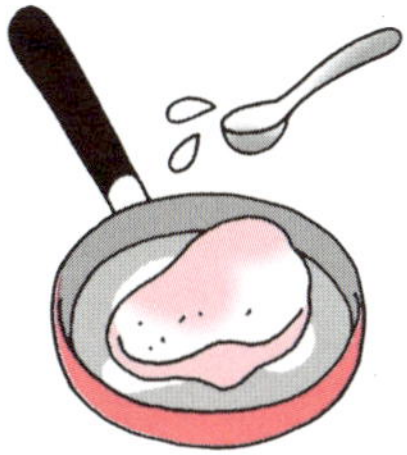

・フッ素樹脂加工のフライパンを利用する
・揚げ物をするときは、衣はできるだけ薄くする。素揚げや唐揚げのほうが油の吸収率が低い
・カロリーの低い油やバターを利用する

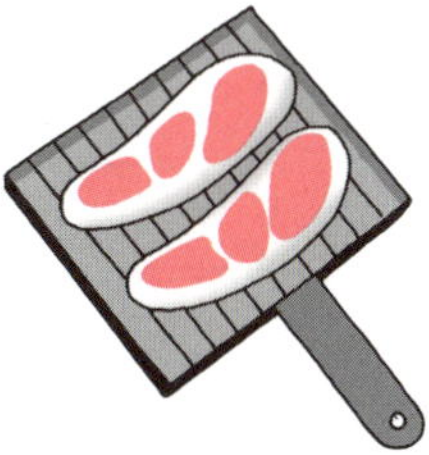

・網焼き、ホイル焼きなど、油を使わずにすむ調理法を心がける
・ワインやお酒を使って蒸し焼きにする。あるいは蒸し器を使って蒸す

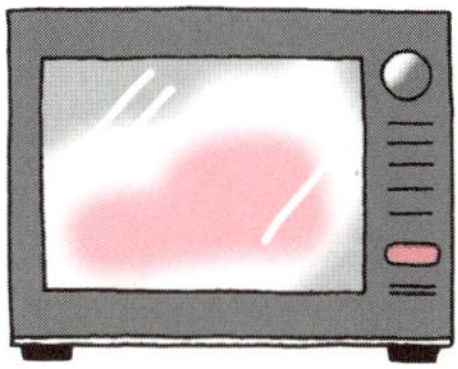

・電子レンジ、無水鍋などを利用する

が、計量カップやスプーンなどできちんと分量を計って使用するようにし、指示カロリーをオーバーしないよう注意しなければなりません。

どうしても甘めの味付けがほしいときは、人工甘味料を使用するようにします。

また、炒める、揚げるといった油を多く使用する調理法はできるだけ避け、ゆでる、蒸すといった調理法をうまく取り入れるようにしましょう。

肉の脂肪分にも要注意

霜降り肉や脂身、鶏肉の皮の部分などは、脂肪分が多くカロリーが高くなっています。このような「こってりした脂っこい部分」は動脈硬化を促進し、糖尿病治療の大敵です。脂身はできるだけ除いて調理するか、あるいは焼き網やフッ素樹脂加工のフライパンなどを用いて油抜きするなど、脂肪分を落とすような工夫が必要です。

牛肉や豚肉を料理する際には、脂肪分の少ない赤身を用いるのが理想的です。ひき肉も、できればお肉屋さんで赤身の部分をひいてもらって使用するとよいでしょう。

一方、魚の脂肪については肉ほど神経質になる必要はありません。魚油にはＩＰＡ（ＥＰＡ）やＤＨＡという多価不飽和脂肪酸が多く含まれ、動脈硬化の予防につながるからです。たいやひらめなどの白身魚に限ることなく、いろいろな魚を食べるようにしましょう。

酢を積極的に使用する

油、砂糖と並んで、塩分のとり過ぎも要注意です。塩、それにしょうゆや味噌の使用はできるだけ控え、塩分は一日一〇グラム以下(できれば七グラム)にしましょう。

とはいうものの、単に塩分を控えて味付けを薄くしただけでは、「料理がおいしくない」と感じることも多いと思います。

そこでおすすめしたいのが、酢を取り入れた味付けです。酢は、体脂肪を燃やす効果があるほか、動脈硬化の予防、殺菌、疲労回復など、じつにたくさんの効用があり、糖尿病の食事療法では積極的に使用することをすすめています。

酢を料理に用いるというと、酢の物を想像される方が多いと思いますが、酢の物のみならず、煮る、焼く、蒸す、和えると、酢はどんな料理にも驚くほどマッチする優秀な調味料です。種類も米酢、玄米酢、りんご酢などいろいろあります。用途や好みに合わせて、使い分けるとよいでしょう。

また、レモンやすだちなどの柑橘類にも、酢と同様の効果あります。塩をふるという習慣をやめて、酢をかける、柑橘類をしぼるというようにしてみましょう。

だしやスパイスで薄味の工夫を

だしを上手に利用するというのも、減塩するための工夫の一つです。代表的なものとしては、こんぶ、かつお節があげられますが、このほかにも、煮干しや干ししいたけなど乾物の戻し汁もおいしいだしがとれます。だしの旨味や香りを上手に使うと、減塩してもコクのあるおいしい料理に仕上がります。

だしに酢と少量の減塩しょうゆを加えれば、自家製のポン酢しょうゆをつくることもできます。自分の好みに合った味付けのポン酢しょうゆをつくってみるのも楽しいかもしれません。

また、こしょうをはじめとする各種スパイス、バジルやミントなどのハーブ、それにしょうがやしそといった香りの野菜も減塩の効果があります。こうしたスパイスやハーブを利用すると、むしろ本格的な料理が楽しめるでしょう。

大型スーパーやデパートの地下食料品売り場などに行けば、世界各国のさまざまなスパイスが入手できます。積極的に活用してみましょう。

column 5

外食するときの注意

外食は、一般的に塩分や脂肪分が多い上、野菜が少ないという傾向があります。昼食などはできればカロリー計算されたお弁当を持参するのが理想的ですが、外食するのであれば、野菜が多くカロリーの低いものを選ぶようにしましょう。

たとえば、中華を食べるのであれば、ラーメンとぎょうざではなく、具だくさんの五目そばや冷し中華を、パスタを食べるのであれば、トマトやほうれんそう、きのこなどをたくさん使ったものを選ぶようにしたほうがよいでしょう。

一番好ましいのは、焼き魚（煮魚）定食や刺し身定食に、野菜の煮物やおひたしなどを単品でプラスする食べ方です。和食は全般的にカロリーが低いので、これに野菜を加えれば栄養的にバランスをとることができます。丼物はご飯の分量が多い上、脂肪分の多いメニューが主なので、なるべく避けたほうが無難です。天ぷらや揚げ物もできるだけ控えたほうがよいのですが、もしもこれらを食べるならば、衣を外し、しょうゆやソースなどを使い過ぎないようにします。

コンビニ弁当を利用するときも、外食と同様の注意が必要です。ハンバーグ弁当やとんかつ弁当よりは、幕の内弁当のようなものを選んで、野菜のおひたしやひじきの煮物などで栄養バランスをとる工夫をしましょう。

機能性食品を活用しよう

「機能性食品」とは

私たちがふだん何気なく口にしている食品は、大きく分けて三つの働きをもっています。

まず一つめは、生命を維持するために必要な栄養素を補給する働き（栄養機能）、二つめは、味や香り、歯ごたえなど、おいしく食べて喜びや満足感を与える働き（感覚機能）、そして三つめは、体調を整えて健康を維持する働き（生体調節機能）です。

このうちの三つめの働き、体の調子を整えて健康を維持、増進させる働きが十分に発揮されるように設計・加工された食品を「機能性食品」といいます。

機能性食品は、「保健機能食品」として制度化されていますが、サプリメント（栄養補助食品）に代表される「栄養機能食品」と、ヨーグルトやお菓子、お茶といった通常の食品として市販される「特定保健用食品」とに分類されます。

栄養機能食品は、ビタミンやカルシウムといった栄養成分そのものを補給するためのものですが、特定保健用食品は、「血圧やコレステロール値が高い」「血糖値が気になる」「お腹の調子をよくしたい」といった具体的な症状に対して効果を期待できる成分を含むもので、厚生労働省の認可を得た健康食品です。現在、約七七〇以上の商品数がありますが（平成二〇年四月現在）、こうした特定保健用食品のなかには、糖尿病の治療に役立つものもいくつか含まれています。

たとえば、ブドウ糖の小腸からの吸収速度を緩和する難消化性デキストリン、食事と一緒に摂取することで糖類の消化吸収を遅らせるグァバ葉ポリフェノールなどは、血糖値の上昇を抑制する効果が認められており、特定保健用食品として認可されています。

治療の補助として使用する

特定保健用食品は国の正式な審査を受けた食品で、十分な安全性や効果を考慮したものですが、過信してそればかりを食べるようなことは絶対に避けるべきです。

糖尿病の治療は、なんといっても毎日の食生活や運動が基本です。食事療法を補助する味方として、体質に合った機能性食品を上手に取り入れるようにしたいものです。

◎血糖値が気になり始めた方に役立つ機能性食品

（データは平成20年4月現在のものです）

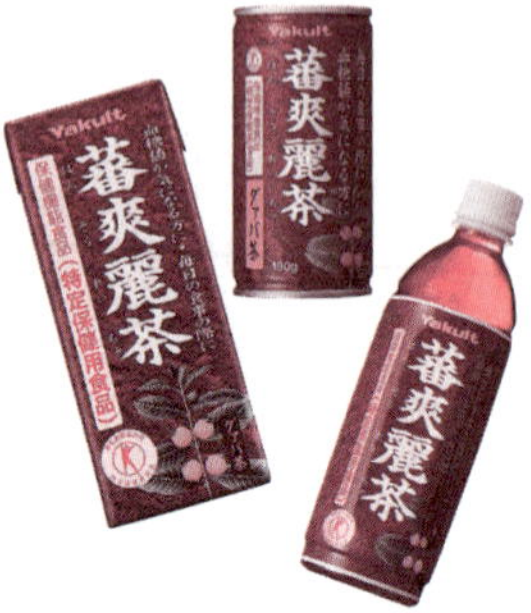

●蕃爽麗茶

（190g缶：115円／200mlブリックパック：100円／500mlペットボトル：190円　税別）
グァバ葉ポリフェノールの働きで、糖の吸収をおだやかにする。血糖値が気になる人に適した飲料。

【問い合わせ先】
株式会社ヤクルト本社
お客さま相談センター
ＴＥＬ　0120-11-8960

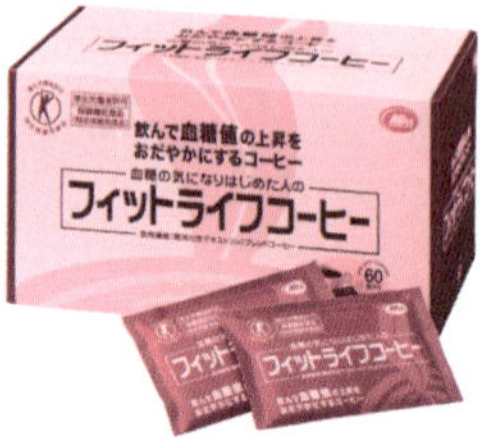

●フィットライフコーヒー

（8.5g包×60包：5,800円　税別）
食後の血糖値の上昇をおだやかにする難消化性デキストリンを含む粉末コーヒー。食事のときに１包を目安に、カップ１杯（約100ml）のお湯に溶かして飲む。

【問い合わせ先】
株式会社ミル総本社
通販事業部
ＴＥＬ　0120-099-300

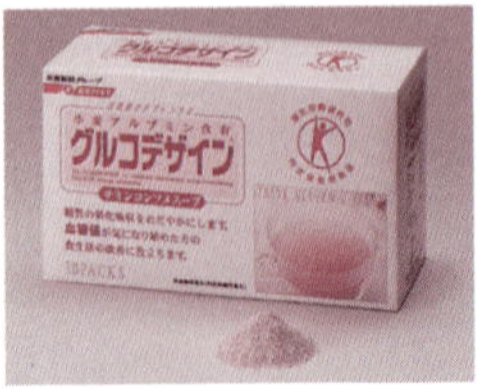

●グルコデザイン

（5.5g×30袋：3,800円　税別）
糖質の消化吸収をおだやかにする小麦アルブミンを含む粉末状スープ。食事とともに１袋、１日３袋を目安に飲む。

【問い合わせ先】
日清ファルマ株式会社
お客様相談室
ＴＥＬ　03-3219-5454

第3章

糖尿病に役立つ食品

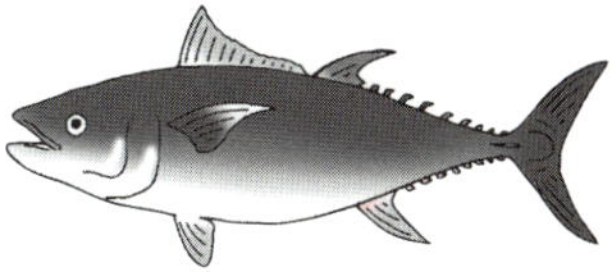

大麦

豊富な食物繊維が血糖値の調節に有効

「麦ご飯」で知られる押し麦

「大麦」は一般的には「麦」の名で呼ばれ、麦ご飯や麦茶、あるいはビールや焼酎の原料として使用されるなど、私たちの食生活においてたいへん馴染み深い食品です。大麦には、種が六列に並んで実る六条種と二列に並ぶ二条種とがあります。私たちが食用として口にするもののほとんどは六条種で、二条種はビールや焼酎などの原料に用いられます。

大麦は、白米に混ぜて炊く麦ご飯が一般的ですが、この麦ご飯に利用されているものを「押し麦」といい、麦を精白して加熱したのち、圧力をか

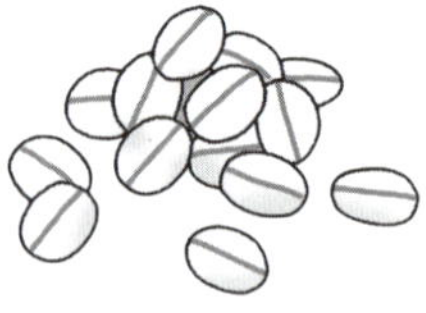

【糖尿病に有効な栄養素】
食物繊維、ビタミンB_1、
カルシウム

【その他の効能】
動脈硬化、脂質異常症（高脂血症）、
胃弱

けて平たくしたものです。麦ご飯として炊くときの麦の分量は、白米の分量の四分の一から五分の一程度が目安です。

食物繊維が血糖値の上昇を抑える

大麦は白米に比べると食物繊維が多く含まれているのが特徴です。食物繊維は食後の血糖値の急激な上昇を抑える働きがあるので、血糖値のコントロールにはとても効果的です。

また、食物繊維は腸内の有害物質を吸着、排出し善玉菌を増加させるため、便秘の解消のみならず、悪玉コレステロールの排泄も促進します。これによって動脈硬化が抑制され、合併症の予防にもつながります。

一方、食物繊維と並んで、炭水化物をエネルギーに変換するビタミンB_1も豊富です。麦を白米と炊いて麦ご飯にすると、食べやすくなる上、こうした栄養素を手軽に摂取することができます。

なお、よく噛んで食べるとだ液と混ざって消化もよくなり、食べるのに時間もかかるので、満腹感が得られやすく過食を防ぐことができます。

●ひとことメモ●

一般に売られている麦も白米と同様に精白されていますが、ビタミンB_1などを強化させた強化精麦も市販されていますので、これを利用するとより効果的。すったやまいもをかけて麦とろ飯にすれば、おいしさも栄養価もさらにアップします。

ルチンがインスリンの分泌を促す

そば

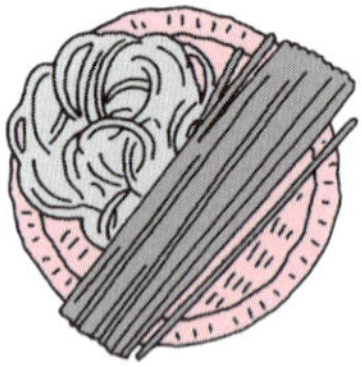

古くから親しまれてきた庶民の食べ物

そばは、江戸時代の初期から手打ちそばとして庶民に親しまれてきた麺ですが、さかのぼれば奈良時代から栽培され、雑炊やすいとんとして広く食されてきたと伝えられています。

これほどそばが身近であったことの理由として、作物としての強さがあげられます。そばはやせ地でもよく育ち、冷害などの多い過酷な自然環境でも丈夫に生育する作物として、たいへん重宝されてきました。また、収穫するまでの日数が、わずか五〇日から七〇日ということも、そばが広く

【糖尿病に有効な栄養素】
ルチン、食物繊維、リジン、
トリプトファン

【その他の効能】
高血圧、脳血管障害、心臓病、
便秘

栽培された理由のようです。この強さと比例するかのように、そばは栄養価の面でもたいへん優れた食品です。

すい臓を強化するルチン、動脈硬化に効果的な食物繊維

そばの優秀な栄養素として、第一にあげられるのがルチンです。ルチンはビタミンPの一種で、体に有害な活性酸素を取り除いたり、毛細血管を強くする働きがありますが、これらに加えて血圧を降下させる働きや、すい臓の働きを活発にさせてインスリンの分泌を促す作用もあるのです。こうした一連の働きすべてが、糖尿病の治療には極めて効果的といえます。

また、そばには食物繊維が豊富に含まれていますので、便秘を改善して老廃物を体の外に出したり、余分なコレステロールを排泄して動脈硬化を予防するのにも有効です。

そばは、リジンやトリプトファンといった必須アミノ酸を含んでいますが、最近の研究では、これらのアミノ酸には体脂肪の蓄積を抑える働きがあり、肥満予防にも役立つといわれています。

●ひとことメモ●

ルチンは水溶性であるため、そばをゆでたときにゆで汁のなかに流れ出てしまいますから、そば湯も飲むとよいでしょう。ただし薄味に。あるいは、そば粉をそばがきにしてすいとんとして食べれば、栄養素をまるごと摂取できます。

ネバネバ成分が高血圧を予防する

やまのいも

品種、産地、形態などによってさまざまな呼び名

やまのいもは、一般的には「やまいも」「ながいも」などと呼ばれていますが、品種や産地、形態などによって、さまざまな呼び名があります。

自生している自然種は「じねんじょ」、栽培種は「やまいも」、その栽培種のなかでも棒状の長いものは「ながいも」、平らでいちょうのような形をしたものは「いちょういも」と呼ばれます。また、いちょういもは関東では「やまといも」と呼ばれ、近畿、中国地方では「つくねいも」「いせいも」などと呼ばれています。

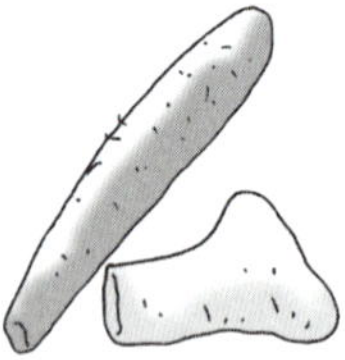

【糖尿病に有効な栄養素】
食物繊維、ムチン、コリン、サポニン

【その他の効能】
高血圧、滋養強壮、疲労回復、便秘、腎炎

栄養面において大きな違いはありませんが、自然種であるじねんじょは、もっとも栄養価が高く、味もよいといわれています。

コリンやサポニンが高血圧を予防

やまのいもの特徴といえば、すりおろしてとろろ汁になるヌルヌルとした成分ですが、これはやまのいもに含まれるムチンという成分で、れんこんを切ったときに糸を引くネバネバと同じ成分です。この成分には粘膜を保護する働きがあり、滋養強壮に効果があります。

また、新陳代謝を活発にさせるコリン、それに悪玉コレステロールを取り除くサポニンが高血圧を予防、糖尿病の進行に歯止めをかけます。食物繊維も多く含まれており、血糖値の上昇を抑えるのにも有効です。

やまのいもには、アミラーゼやカタラーゼといった酵素が豊富に含まれていることも特徴の一つで、これらの酵素の働きによって、食べた物の消化を助け、弱った胃腸の働きが促進されて、体内の代謝活動が活発になります。

●ひとことメモ●

やまのいものでんぷんは生のままでも消化がよいので、生食しましょう。アク抜きして千切りにし、サラダや和え物にしていただくか、とろろ汁や麦とろ飯にするときは、少々冷ましてからだし汁やご飯に加えるとよいでしょう。

低カロリーで栄養豊富な根菜の代表選手

さといも

親芋、子芋で分類される

さといもは、親芋の側芽がふくらんで子芋となり、その子芋から孫芋がついて次々と増えていくということから、子孫繁栄を意味する縁起のよい食べ物といわれ、古くから日本人に親しまれてきました。

大きくなった親芋を食べる親芋用品種には、太くてどっしりとした棒状の京いも（たけのこいも）、小さいままの子芋を食べる子芋用品種には、きぬかつぎに代表される石川早生、土垂れなどがあります。また、親芋、子芋両方を食べる親子兼用品種には、やつがしら、唐いもがあります。唐

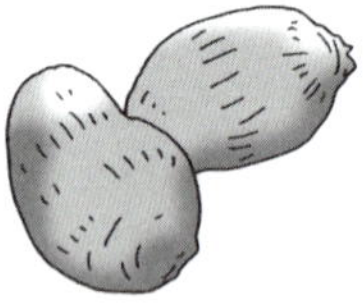

【糖尿病に有効な栄養素】
ビタミンB_1、食物繊維、カリウム、ムチン

【その他の効能】
高血圧、動脈硬化、胃潰瘍、便秘

いもは京野菜の一つでもある「えびいも」が有名です。親芋は子芋に比べほっくりとして煮くずれしにくく、ミネラルを豊富に含んでいます。

肥満や高血圧の予防に効果的

さといもには、炭水化物をエネルギーに変換させる働きをもつビタミンB_1や、肥満防止及び血糖値の上昇を抑えるのに有効な食物繊維が含まれています。それに、同じいも類のさつまいもやじゃがいもと比べてカロリーが低いことに加え、高血圧を招くナトリウムを体外に排出させるカリウムが多いので、食事療法にぜひとも取り入れたい食品の一つといえます。

さといもは、皮をむくとぬめりが出ます。これはガラクタンという多糖類とたんぱく質が結合したムチンに、マンナンという食物繊維が加わったもので、胃潰瘍を防止する効果があります。また、ガラクタンには血圧を下げて血液中の悪玉コレステロールを排泄する作用もあり、動脈硬化の予防に有効です。

●ひとことメモ●

さといものぬめりは煮汁を粘らせ、調味料のしみ込みを悪くします。できばえもよくありません。が、栄養的には貴重です。ぬめりを取り除くときには、皮をむいて塩水で洗うか、ゆでた後に水で洗う程度がよいでしょう。

上手に取り入れたい手軽な果物

バナナ

消化吸収されやすい炭水化物に富む

バナナは手軽に食べられる果物で、大人にも子どもにもたいへん人気の高い食べ物です。その主な成分は炭水化物で、一本約一〇〇キロカロリー（ご飯にして半膳分相当）あり、果物のなかでもトップレベルです。食べ過ぎれば、当然のことながら食事療法の足を引っ張ることになります。ただし、カリウムや食物繊維、それにオリゴ糖といった有効成分が豊富に含まれていますので、日々の食生活のなかに上手に取り入れるようにしたい食品でもあります。

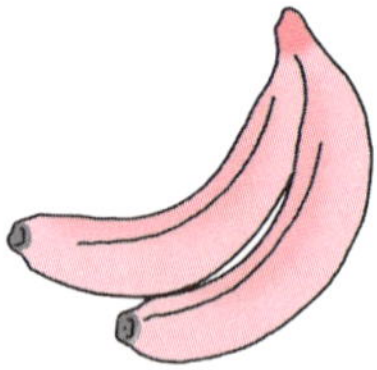

【糖尿病に有効な栄養素】
カリウム、食物繊維、オリゴ糖、トリプトファン

【その他の効能】
高血圧、便秘、疲労回復、かぜ、ガン

バナナの炭水化物は、熟すと消化吸収されやすい果糖やブドウ糖、ショ糖に変化します。間食に甘い物が欲しいとき、あるいはとみに疲労感が強いときなどは、手っ取り早く栄養を補給できるという利点もあります。

高血圧予防や、便秘の改善に役立つ

バナナに含まれるセルロース、ヘミセルロースなどの食物繊維や、ペクチン、オリゴ糖などの成分は、便をやわらかくしたり腸の働きを整える作用があるため、便秘の改善に有効です。

また、高血圧を予防するカリウムが豊富に含まれているのも、バナナの特徴です。カリウムは、体に有害なナトリウムを排泄して心臓や筋肉の機能を調節する働きをもつ、とても大切な栄養素です。

最近の研究では、バナナには免疫力を強くする働きがあり、風邪やガンなどに効果があるということも解明されつつあります。また、脳をリラックスさせるセロトニンという成分の原料となるトリプトファンも含まれており、いらつきを抑えて気持ちを鎮める効果もあります。

●ひとことメモ●

バナナに含まれるオリゴ糖は、ヨーグルトに含まれる乳酸菌の働きを活発にし、腸内の悪玉コレステロールを取り除く作用を促します。ですから、バナナとヨーグルトを一緒に食べ合わせると、よりいっそうの効果が期待できます。

ビタミンCが高血圧やストレスに効果的

グレープフルーツ

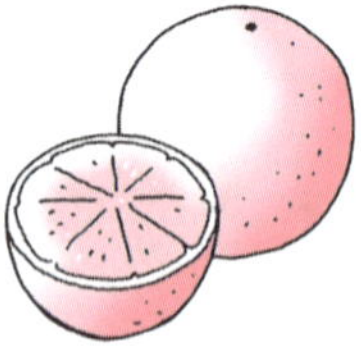

低カロリーでビタミンCがたっぷり

ぶどうのように房状に実がつくことからこの名がつけられたグレープフルーツは、果物のなかでは炭水化物が比較的少なく低カロリーで、ビタミンCが豊富です。代表的なヘルシーフルーツといっていいでしょう。

さらに特筆すべきは、ビタミンCの吸収をアップさせるフラボノイドやクエン酸も多く含まれているということ。これらの成分の働きによって、グレープフルーツ中に含有されるビタミンCをより効率よく摂取することができるというわけです。

【糖尿病に有効な栄養素】
ビタミンC、フラボノイド、クエン酸、ペクチン

【その他の効能】
動脈硬化、高血圧、ストレス、かぜ

ビタミンCは糖尿病治療の強い味方

ビタミンCには、活性酸素の生成を抑える抗酸化作用があるほか、毛細血管を強める働きがあるので、動脈硬化の予防に効果的です。また、ビタミンCは免疫力を高めて、糖尿病患者の大敵ともいえるストレスに対する抵抗力を強くしてくれます。

このように、ビタミンCは糖尿病治療において、極めて重要な栄養素の一つです。努めて摂取するよう心がけましょう。

ペクチンが血圧降下を助ける

一方、グレープフルーツに含まれるペクチンは、血中のコレステロール値を大幅に低下させ、血圧を下げる効果があることが最近の研究で解明されました。ただし、すでに医師から降圧剤を処方されている人は、グレープフルーツを食べ合わせると効果が過剰になる恐れがあるので、食べるのは控えましょう。

●ひとことメモ●

グレープフルーツは、横半分に切って砂糖やはちみつなどをかけて食べる方法もありますが、カロリー過多にならないよう気をつけましょう。サラダに加えると、絶妙な酸味と苦味でよりいっそうおいしくなります。

高たんぱく低カロリーが食事療法で大活躍

鶏（胸肉・ささ身）

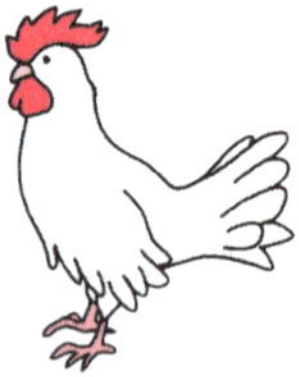

良質のたんぱく質が食事療法にうってつけ

鶏肉の大部分はたんぱく質と脂質ですが、そのたんぱく質はとてもやわらかく、消化吸収がよいのが特徴です。

また、鶏肉のたんぱく質の大きな特徴として、必須アミノ酸の一種、メチオニンが多く含まれているということがあげられます。メチオニンは肝臓の機能を向上させ、糖質やたんぱく質をはじめとするさまざまな栄養素の代謝を高める働きがあります。

肝疾患や糖尿病など生活習慣病の食事療法に、積極的に取り入れるべき

【糖尿病に有効な栄養素】
メチオニン、オレイン酸、
リノール酸

【その他の効能】
肝疾患、高血圧、疲労回復

食品といえます。

不飽和脂肪酸が豊富

鶏肉は牛肉や豚肉と違って霜降り状に脂肪がつくことがないため、皮を除けば全体的に脂肪分が少なくなります。特に、胸肉やささ身は高たんぱく低脂肪で、ダイエットが必要な人にはうってつけです。

獣肉には、一般的に飽和脂肪酸が多く含まれています。飽和脂肪酸は、コレステロールと一緒にとると、血液中のコレステロール値をより上昇させることがわかっています。しかし、鶏肉の脂質にはオレイン酸、リノール酸といった不飽和脂肪酸が多く含まれており、これらの不飽和脂肪酸は、血液中のコレステロールを減らし、血圧を下げる効果があります。食事療法では、魚もしくはこうした鶏肉の胸肉やささ身を利用するのが好ましいといえるでしょう。

鶏肉は、豚肉や牛肉に比べて鮮度が落ちやすいので、品質保持期限内でもなるべく早く使うようにしたいものです。

●ひとことメモ●

鶏肉以外で一般家庭で食される鳥肉にかも肉があります。かも肉は、「あいがも」として売られていることが多いのですが、これはまがもとあひるをかけ合わせたものです。鶏肉に比べて高カロリーですが、ビタミンA、B_1、B_2などが豊富です。

ビタミンB_1の重要な補給源

豚（もも肉）

イメージよりもヘルシーな豚肉

「豚肉は脂っこくてカロリーが高い」と思っている人も少なくないでしょう。しかし、必ずしもそうとばかりはいえません。確かに、脂身の多いばら肉やロースなどは脂肪分がこってりとついていますが、豚のもも肉は鶏肉のもも肉（皮付きのもの）に比べると低脂肪ですし、牛肉などに比べるとコレステロール値も低く、コレステロール値を下げるペプチドをつくり出す良質のたんぱく源として、おすすめの食品です。

大切なビタミンB_1の補給源

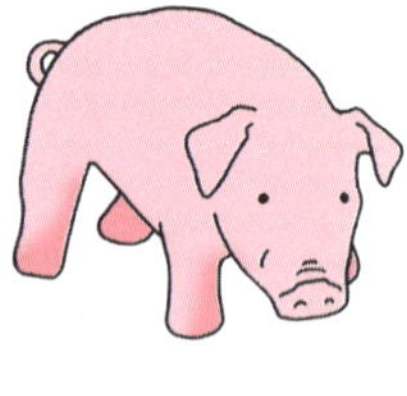

【糖尿病に有効な栄養素】
ビタミンB_1、ペプチド、
オレイン酸、ステアリン酸

【その他の効能】
高血圧、血栓症、疲労回復、
情緒不安定、二日酔い

豚肉にはビタミンB_1が豊富に含まれています。ビタミンB_1は、糖質をエネルギーに変換するための重要なビタミンで、不足すると、疲労や無気力、情緒不安定に陥ります。

ビタミンB_1はごまやたらこ、それにグリーンピースなどにも含まれていますが、食品全体のなかでも豚肉のヒレがトップで、一〇〇グラム中に一・二二ミリグラム（中型種）を含有しています。

ちなみに、豚もも肉のビタミンB_1含有量も〇・九〜一・〇一ミリグラムと、他の部位に比べて高くなっています。ビタミンB_1の成人一日当たりの所要量は一・一ミリグラム（成人男子）ですから、豚もも肉を一〇〇グラム食べれば、おおむね所要量を満たすことができるというわけです。

とはいうものの、ビタミンB_1は水溶性で熱すると失われやすいという特性をもっていますので、調理の段階でかなりの量が損なわれてしまいます。また、体内で合成できないという難点もありますから、努めて多くとるように心がけなければならない栄養素です。

●ひとことメモ●

加熱によって損なわれやすいビタミンB_1は、にんにくやにら、たまねぎなどに含まれるアリシンという物質と一緒に摂取すると吸収率がよくなります。これらの食品とうまく組み合わせて、メニューを考えてみましょう。

ビタミンB_2と鉄分がたっぷり

レバー

上手に利用して豊富な栄養素を摂取しよう

獣肉の内臓には、はつ（心臓）、レバー（肝臓）、まめ（腎臓）などがありますが、なかでも手軽に購入して料理できるのがレバーです。

レバーにはビタミンAの一種であるレチノール、ビタミンB群、鉄分などが豊富に含まれています。とりわけビタミンB_2の含有量が高く、豚のレバーは全食品中でナンバーワンになっています。

ビタミンB_2は「発育のビタミン」ともいわれ、脂質や糖質の代謝を促進し、過酸化脂質を抑える働きがあるので、動脈硬化の予防に効果的。ビタ

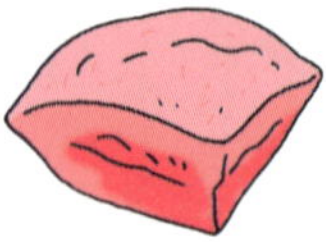

【糖尿病に有効な栄養素】
ビタミンB_2、レチノール、鉄

【その他の効能】
動脈硬化、血栓症、老化防止、貧血、冷え症、疲労回復

ミンB₂は日本人が欠乏しやすい栄養素である上、特に糖尿病の人は吸収率が下がるといわれるので、適量を上手に摂取するようにしたいものです。

また、ビタミンAは粘膜を強くするので、合併症による感染症に有効です。

しかし、レバーはこうした栄養素が豊富な反面、コレステロール値が非常に高いので、食べ過ぎは厳禁です。

豚肉のレバーには鉄分がたっぷり

また、豚肉のレバーには鉄分が豊富で、全食品中でもトップクラスの部類に入ります。しかも、レバーの鉄分は精肉や植物性の食品に含まれる鉄分よりも吸収率が高いのも大きな特徴です。

鉄分は血液をつくるのに不可欠なミネラルです。不足すると、貧血や冷え症になるばかりでなく、病気に対する抵抗力も弱くなります。

食事療法は体重を減らすことだけが目的ではありません。糖尿病に負けない強い体をつくるためにも、こうした栄養素をしっかりと補給することが大切です。

●ひとことメモ●

内臓は、臭みが強いのも特徴ですが、下ごしらえの段階でしっかりと臭みを抜く工夫をしておけば、おいしくいただけます。付着している膜や血の塊などを除いて塩水あるいは牛乳に20〜30分程度漬け込んでから料理しましょう。

栄養豊富で消化のよい、代表的なヘルシーフード

豆腐

大豆由来の豊富な栄養成分

豆腐は大豆の加工食品で、大豆由来の豊富な栄養分をたっぷりと含んだヘルシーフードです。積極的に食事療法に取り入れるようにしましょう。大豆は「畑の肉」と称されるように、たんぱく質やビタミンB群を多く含んでいるほか、コレステロール値を低下させて動脈硬化や肥満の防止に役立つリノール酸などの不飽和脂肪酸を含んでいます。

また、大豆の大きな特徴として、サポニンという成分があります。サポニンは大豆をゆでたときに出る泡に含まれているもので、血栓の原因とな

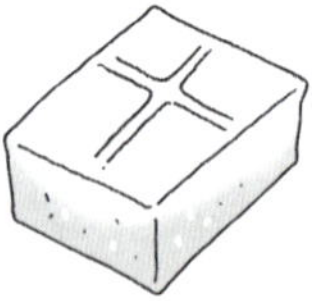

【糖尿病に有効な栄養素】
サポニン、リノール酸、
ビタミンE、亜鉛、オリゴ糖

【その他の効能】
動脈硬化、高血圧、血栓症、便秘

る脂質の酸化を抑える効果が高く、脂質異常症（高脂血症）や動脈硬化の予防にたいへん役立ちます。

加えて、糖尿病の発症を抑えるのに有効なビタミンEや、インスリンの働きを活性化させる亜鉛、腸内環境を整えるオリゴ糖など、糖尿病に効果的な成分がふんだんに含まれています。

豆腐に加工することで吸収がよくなる

このようにたいへん栄養価の高い大豆ですが、ただ一つだけ難をいえば、消化がよくないということがあげられます。しかし、大豆を豆腐のような加工食品にすることによって消化がとてもよくなります。また豆腐は大豆よりもカロリーが低い上に幅広い調理法があるので、さまざまな料理として楽しむことができるでしょう。ちなみに、木綿豆腐は絹ごし豆腐に比べてカルシウムや鉄分が多く、逆に絹ごしは木綿に比べてビタミンB群やカリウムが多くなっています。カロリーは、木綿のほうが若干高くなっています。

●ひとことメモ●

最近見かけるようになった充填豆腐は、豆腐の原料となる豆乳をいったん冷やしてから凝固剤を加え、密封して加熱処理を施すので、普通の豆腐よりも長く保存できます。またカリウムやビタミンB群なども増えて、栄養的にもおすすめです。

ネバネバに血栓を溶かす効果が

納豆

大豆をそのまま食べられる大豆加工食品

豆腐、味噌、しょうゆなど数ある大豆加工食品のなかでも、納豆は大豆そのものをまるごと食せる加工品です。しかも、大豆に含まれる各種の栄養素を摂取できるばかりでなく、納豆に加工することによってビタミンB_2をより多く摂取することができます。

ビタミンB_2は、糖質やたんぱく質、脂質などの代謝をつかさどる重要なビタミンで、動脈硬化を予防するのに効果的です。しかし日本人はビタミンB_2が不足しやすい上、糖尿病の人は吸収力が低下するといわれています。

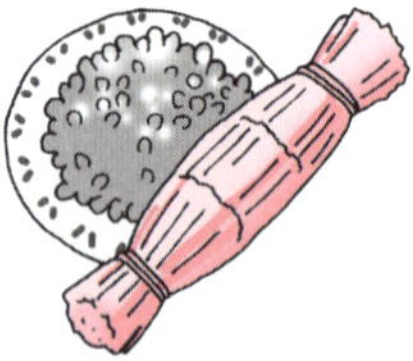

【糖尿病に有効な栄養素】
ビタミンB_2、ナットウキナーゼ、レシチン、食物繊維

【その他の効能】
動脈硬化、高血圧、血栓症、便秘、痴呆症

ちなみに納豆一食分（約五〇グラム）のビタミンB_2は〇・二八ミリグラムで、一日の所要量（成人男子）の約四分の一程度をまかなうことができます。

納豆特有の成分が血栓症を予防する

また、大豆を発酵させることによって生成される納豆独自の成分、ナットウキナーゼには、血栓を溶かす作用があることが確認されています。血栓とは、血管のなかにできる血液の塊のことで、血栓ができると血流が悪くなり、脳梗塞や心筋梗塞を引き起こします。こうした血栓症を治療する薬剤にウロキナーゼという血栓溶解剤がありますが、ナットウキナーゼは、このウロキナーゼと同程度の効果をもつことが認められています。

さらに納豆には、余分なコレステロールを排泄して動脈硬化を改善するレシチンが多く含まれています。レシチンは、大豆や大豆加工食品全般に多く含まれますが、大豆加工食品のなかでも、特に納豆に多く含まれています。レシチンは記憶力や集中力のアップにも役立つといわれています。

●ひとことメモ●

納豆は朝食に食べるのが一般的ですが、血栓症を予防するには夕食のほうがよいでしょう。というのも、血栓は就寝中にできることが多いからです。夕食に食べれば、就寝中に血栓がつくられるのを防ぐことができるというわけです。

食事療法に欠かせない「海のミルク」

かき

旨味のもと「タウリン」が高血圧に有効

類まれなる美味として人気の高いかきは、別名を「海のミルク」とも呼ばれ、スタミナ増強、健康増進にたいへん役立つ食品です。

かきの旨味のもとはさまざまなアミノ酸によってもたらされるものですが、そのなかの一つであるタウリンは、コレステロール値や血圧の上昇を抑えて、動脈硬化の予防に有効です。

また、かきにはインスリンの分泌を助ける働きをもつ亜鉛やマグネシウム、鉄分の吸収を助けて貧血を予防する銅などのミネラルも多く含まれて

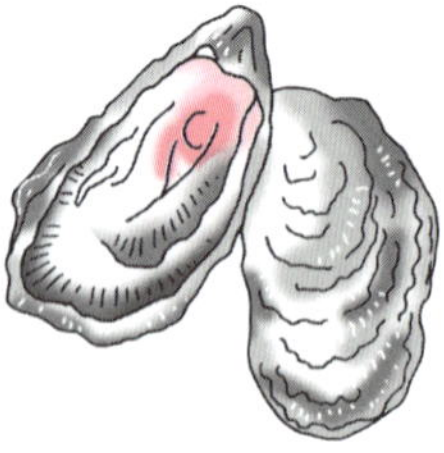

【糖尿病に有効な栄養素】
タウリン、亜鉛、マグネシウム、鉄、ビタミンB_{12}、葉酸

【その他の効能】

動脈硬化、心疾患、貧血、スタミナ増強

います。いずれも、糖尿病の発症や進行を防ぐのに効果的といえます。

心疾患を予防するビタミンB_{12}と葉酸に富む

かきは、ビタミンB_{12}や葉酸にも富んでいます。

ビタミンB_{12}と葉酸は、どちらも正常な赤血球をつくるのに必要な成分で、不足すれば貧血や神経痛、筋肉痛などを招きますが、最近の研究によれば、これらの成分は、狭心症や心筋梗塞などの心疾患に効果があることが報告されています。また、葉酸が不足している人ほど、心筋梗塞になるリスクが高いことも認められています。糖尿病の合併症として発症する心筋梗塞や神経障害などを防ぐためにも、ビタミンB_{12}や葉酸を心がけて摂取するようにしましょう。

かきは一一月から一月にかけてが旬で、もっともおいしい時季です。かき鍋やかきフライ、かき飯でたいへんおいしくいただけます。なお、近年ではかきなどの二枚貝によるＳＲＳＶ（小型球形ウィルス）が原因の食中毒が多発しています。生食より、加熱調理したほうが安全です。

●ひとことメモ●

かきのむき身は傷みやすいので、形がはっきりして乳白色の光沢のある新鮮なものを選びます。加熱用で食べる場合には濃い塩水で洗い、生食の場合には大根おろしを軽く混ぜると、ぬめりや汚れが簡単に落とせます。

生活習慣病に有効な不飽和脂肪酸の宝庫

さば

青魚特有の不飽和脂肪酸が豊富

さばは、さんまやいわしと並ぶ安価で人気の高い大衆魚です。一年を通して店頭に出回りますが、本来は代表的な秋の味覚の一つです。

さばやさんま、それにいわしなどの魚を青魚といいますが、これらの青魚は脂質が豊富で、なかでもＤＨＡ（ドコサヘキサエン酸）やＩＰＡ（イコサペンタエン酸）といった不飽和脂肪酸が多く含まれています。

ＤＨＡは、脳や神経の機能を高める重要な働きをもち、「健脳食」といわれる物質ですが、それ以外にコレステロール値低下作用や抗炎症作用も

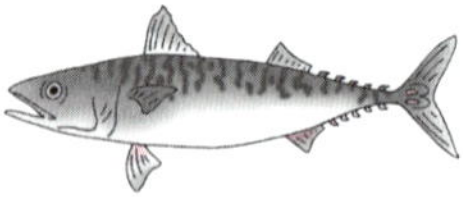

【糖尿病に有効な栄養素】
ＤＨＡ、ＩＰＡ、ビタミンＤ、タウリン

【その他の効能】
動脈硬化、心筋梗塞、脂質異常症（高脂血症）、抗炎症作用

あり、脳血管疾患、痴呆、虚血性心疾患などの予防と改善に有効です。

一方、IPAは、血栓を溶かしたり血管を拡げる働きや善玉コレステロールを増やす作用もあり、動脈硬化の進行を抑えて高血圧を改善します。

ちなみに、夏場のさばは脂肪分が数％程度であるのに対し、秋には一五％前後にまで増加します。秋さばはおいしいだけでなく、栄養的にも優秀なのです。

血糖値を低下させるビタミンD、高血圧に有効なタウリン

また、さばにはインスリンの働きを高めて血糖値を低下させるといわれるビタミンD、交感神経の働きを抑制して血圧の上昇を防ぐタウリンも豊富に含まれており、DHAやIPAとともに、糖尿病治療の強い味方になってくれます。

ただし、さばの血合いに含まれる旨味成分のヒスチジンは体内でヒスタミンとなり、じんましんや腹痛を起こすこともあります。アレルギー体質の人や、体調の悪いときは注意が必要です。

●ひとことメモ●
さばなどの青魚は分解酵素がたいへん強いために、水揚げ後、自己消化により腐敗しやすいという特徴があります。購入する際は、身のしまりがよく腹が紅色に輝いた、鮮度のよいものを選ぶようにしましょう。

さばと並ぶ生活習慣病の強い味方

いわし

糖尿病に役立つ栄養分がたくさん

煮干し、めざし、しらす干しなど、鮮魚のみならずさまざまな加工食品として私たちの生活に馴染みの深いいわしは、良質のたんぱく質に富むばかりでなく、糖尿病に有効なあらゆる成分が含まれています。

まずなんといっても特筆すべきは、前出のさばと同様、ＤＨＡやＩＰＡなどの不飽和脂肪酸が豊富に含まれているということです。

両者どちらも、悪玉コレステロールや中性脂肪を減らしたり、血栓を溶解させて血圧の上昇を抑えるなど、動脈硬化や高血圧に効果的な働きがあ

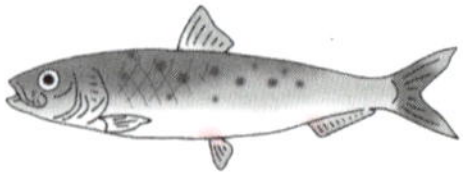

【糖尿病に有効な栄養素】

ＤＨＡ、ＩＰＡ、ビタミンＤ、Ｅ、B_6、ナイアシン、鉄

【その他の効能】

高血圧、脳血管疾患、心疾患、脂質異常症（高脂血症）、貧血

り、糖尿病の合併症予防に役立ちます。

また、血糖値を下げる働きのあるビタミンD、心疾患を予防するビタミンB6などのほか、ビタミンE、ナイアシンも豊富です。最近の研究では、血液中のビタミンEの濃度の低い人ほど糖尿病の発症率が高いことや、ナイアシンの投与によって糖尿病の発症が抑えられたといった結果が報告されており、糖尿病治療への効果が大いに期待されています。

いわしの加工食品は、塩分に注意を

私たちが鮮魚として食べるいわしは「マイワシ」という種類ですが、煮干しや田作り、それにアンチョビーやオイルサーディンに用いられるものは「カタクチイワシ」、めざしになるのは「ウルメイワシ」という種類です。ちなみに、しらす干しはウルメイワシとマイワシの稚魚で、乾燥させたものがチリメンジャコになります。いずれも栄養が豊富で、手軽に利用できるものばかりですが、塩分が多いので、食べ過ぎないよう気をつけましょう。

●ひとことメモ●

マイワシの体の側面には、「ななつぼし」と呼ばれる大きな7つの斑点があります。このななつぼしがはっきりしているものほど新鮮です。また、目やえらが赤くなっているものは×。鮮度が落ちている証拠です。

良質なたんぱく質と不飽和脂肪酸が有効

まぐろ

DHAとIPAが豊富なトロ、鉄分の豊富な赤身

我が国で世界初の完全養殖に成功したまぐろ。世界最大の消費量を誇るほど、日本人はまぐろ好きな国民だといわれていますが、明治、大正の時代まではもっぱら赤身が主流で、昭和三〇年代以前は、トロは低所得層の胃袋を満たす安っぽい食べ物と見なされていました。しかし現在では、トロはいわずと知れた高級食材です。

トロはまぐろの腹側ですが、顔側に近い「腹かみ」と呼ばれる部位が大トロ、尾側に近い「腹なか」と「腹しも」が中トロとなります。一方、ま

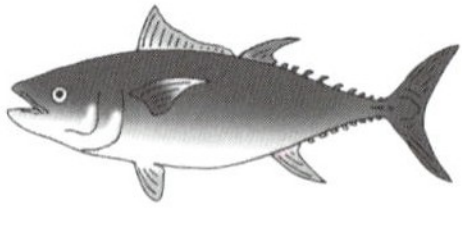

【糖尿病に有効な栄養素】
ＩＰＡ、ＤＨＡ、ビタミンＤ、Ｅ、セレン、鉄、銅

【その他の効能】
動脈硬化、血栓症、貧血

ぐろの背中側の「背かみ」と呼ばれる部位が赤身に当たります。

トロの脂身はIPAやDHAを多く含み、血栓症を予防する効果や、悪玉コレステロールを減らして善玉コレステロールを増やす働きがある反面、カロリーが高いので過食するとダイエットの妨げになるという弊害もあります。トロには糖尿病に有効なビタミンDやEも豊富ですから、治療の程度に応じて、上手に取り入れたいものです。

一方、赤身はたんぱく質に富む上、鉄分や鉄分の吸収を助ける銅、それに高血圧に効果的なタウリンも豊富に含まれています。赤身はカロリーも低いので、食事療法のなかで積極的に利用したい食品であるといえます。

有害な活性酸素に効果的なセレン

また、まぐろには血液をドロドロにし、動脈硬化を進行させる活性酸素の抑制に役立つセレンも含まれています。セレンはビタミンEとともに体に有害な過酸化脂質を分解する効果も認められており、生活習慣病全般の改善に期待がもたれる栄養素として注目されています。

●ひとことメモ●

刺し身や寿司ネタではトロに比べて人気の落ちる赤身ですが、みりんとしょうゆで煮付けたり、ステーキ風に焼いたりすれば、とてもおいしいお惣菜になります。サクを購入するときは、等間隔でまっすぐに筋の入ったものを選んで。

注目の栄養素アスタキサンチンが動脈硬化を予防

さけ

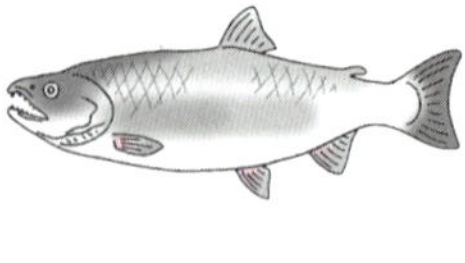

さけの身の赤い色素に強い効果

さけはその身が赤いことから、一見、赤身の魚と思われがちですが、じつはれっきとした白身魚です。この赤い色の正体は、アスタキサンチンという物質。この物質は、最近注目され始めた有効成分の一つで、血中脂質の酸化を抑え、血管を若々しく保ったり、免疫細胞を活性酸素から守ることで免疫力を高めたり、糖尿病性白内障の進行を抑制する効果が認められています。

活性酸素はいわば「サビの素」ようなもので、金属が酸化によって腐蝕

【糖尿病に有効な栄養素】
アスタキサンチン、ビタミンD、ビタミンB_6

【その他の効能】
動脈硬化、高血圧、血栓症、心疾患

するのと同じように、血液をドロドロにしたり血管をボロボロにして動脈硬化を進行させる元凶の一つです。アスタキサンチンには、この活性酸素による酸化を食い止める抗酸化作用がたいへん強いことが認められています。

DHAにIPA、ビタミンDやB群も豊富

さけは、他の白身の魚に比べると味わいや舌触りがいくぶん濃厚です。これは、脂質が多く含まれているからです。この脂質には、DHAやIPAが豊富で、血栓を予防する作用や、悪玉コレステロールを排泄する働きがあり、動脈硬化や高血圧の改善に効果があります。

また、血糖値の低下を促すといわれるビタミンDや、心疾患の予防に役立つビタミンB_6やB_{12}なども豊富に含まれています。

ちなみに、いくらはアスタキサンチンやDHA、IPAなどの成分がさけよりも豊富ですが、コレステロールや塩分がぐっと多くなるので、過食は絶対に避けましょう。

●ひとことメモ●

さけには、シロサケ、ベニサケ、ギンザケ、キングサーモンなどの種類がありますが、市場に出回るもののほとんどがシロサケです。皮が銀色に光っていて、身の色が鮮やかな朱色のものを選ぶようにしましょう。

生活習慣病に効果大のタウリンが豊富

いか

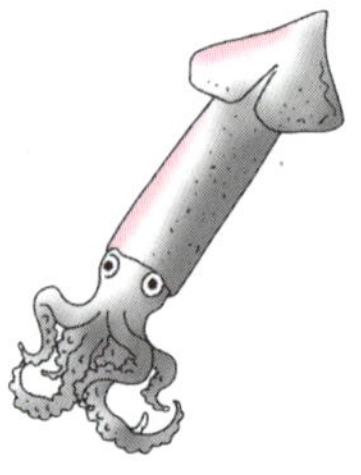

かつては高コレステロールと敬遠されていたが…

いかは脂質が少なく低カロリーである上、含まれるたんぱく質も良質なので、食事療法には積極的に取り入れたい食品の一つです。

いかは、他の食品に比べて格段にコレステロール値が高いため、健康を気にかける人には敬遠される向きもありましたが、コレステロール値を下げる作用のあるタウリンが豊富に含まれていることがわかり、生活習慣病の予防に役立つ食品として見直されるようになりました。

また、このタウリンは、交感神経の働きを抑制して血圧の上昇を抑える

【糖尿病に有効な栄養素】
タウリン、亜鉛、ナイアシン、ビタミンB_2

【その他の効能】
動脈硬化、高血圧、血栓症、心疾患

働きもあるため、高血圧の予防にも効果的です。心臓の収縮力を高めてうっ血性心不全を防ぐ効果もあるといわれています。

糖尿病に有効な亜鉛やナイアシンが豊富

一方、いかには亜鉛やナイアシンといった栄養素も豊富に含まれています。亜鉛は発育を促したり味覚を正常に保つなどの働きをもつミネラルですが、インスリンの働きを助けたり、血圧を調整するプロスタグランジンという物質の働きを助けるといった作用もあり、糖尿病の治療に効果のあることが報告されています。ナイアシンにも、糖尿病の発症を抑える効果が認められています。

また、糖尿病になると吸収率が落ちるといわれるビタミンB_2にも富んでいます。ビタミンB_2は、糖質や脂質の代謝や体内の有害物質を分解する働きを促進するとても重要な栄養素ですが、日本人は一般的に不足しがちだといわれています。積極的に摂取するようにしたいものです。

加熱調理の際は、身が硬くならないようさっと火を通すのがポイント。

●ひとことメモ●

ほたるいかはするめいかなどに比べて、ビタミンAやB群、それにEも豊富で、栄養価の高さにおいては抜群ですが、内臓に含まれるプリン体も摂取してしまいます。プリン体は尿酸値の上昇を促進し、痛風発症の誘因となりますので、食べる量に注意。

小さな身のなかにたっぷりのミネラル

あさり

血糖値のコントロールに有効なタウリンに富む

あさりは前項のいかと同様、タウリンを多く含んでいるのが特徴です。

タウリンはアミノ酸の一種で、胆汁酸の分泌を促進することによってコレステロールを減らすとともに、血圧や血糖値を正常に保つ働きがあるので、合併症として発症する動脈硬化の予防に効果的です。

しかも、あさりは値段も安い上にカロリーも低いので、多少コレステロールが多く含まれていても、あまり気にする必要はないでしょう。

豊富なミネラル、それにビタミンB_{12}

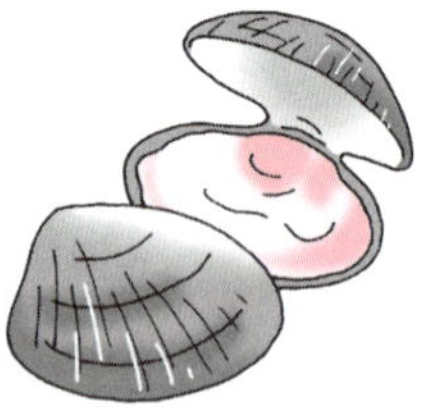

【糖尿病に有効な栄養素】
タウリン、鉄、マグネシウム、亜鉛、クロム、ビタミンB_{12}

【その他の効能】
動脈硬化、高血圧、脂質異常症（高脂血症）、貧血

あさりは鉄分やマグネシウムなどのミネラルも豊富です。マグネシウムには筋肉を収縮させたり神経を鎮める働きがあり、欠乏すると心疾患を招きやすくなります。糖尿病患者の多くはマグネシウム不足になりやすいという報告もありますので、積極的に摂取するようにしましょう。一方、鉄分が不足すると貧血や疲労を招き、病気に対する抵抗力を弱くします。

また鉄分やマグネシウムのほかにも、血糖値及び血圧の調節を助ける働きをもつ亜鉛、高血圧や糖尿病の予防に有効といわれるクロムなどの成分も、あさりには豊富に含まれています。あさりには心疾患や神経障害に効果的なビタミンB_{12}も豊富で、同じ貝類のしじみやあか貝と並んでトップクラス。水煮に加工されたものは凝縮されてさらに含有量が高くなり、しじみやあか貝を抜いてトップになります。

糖尿病が進行すると、動脈硬化に伴う心疾患や、糖尿病神経障害といった合併症を引き起こします。ビタミンB_{12}は、こうした恐ろしい合併症の予防にたいへん有効な栄養素なのです。

●ひとことメモ●

あさりは、むき身の冷凍品も売られているものの、やはり旬の春に、殻のついたものを買って食べるのがベスト。殻が割れていたりしないきれいなもので、きっちりと口を閉じているものを選ぶようにしましょう。

カルシウムや乳酸菌が糖尿病に効果的

ヨーグルト

牛乳よりも消化吸収がよく、カルシウムの吸収率も高い

ヨーグルトは、牛乳や脱脂乳に乳酸菌を加えて発酵させたもので、その成分や栄養価は牛乳とほとんど同じです。

牛乳はさまざまな栄養素をバランスよく含んだ優秀な食品ですが、消化されにくいという欠点があります。これは牛乳のなかの乳糖という成分がうまく消化されないためで、このために牛乳を飲むとお腹がゴロゴロしたり下痢をしたりする場合があるのです。しかも、乳糖を消化できずにお腹をこわすばかりか、カルシウムなどの大切な栄養素が排泄されてしまうこ

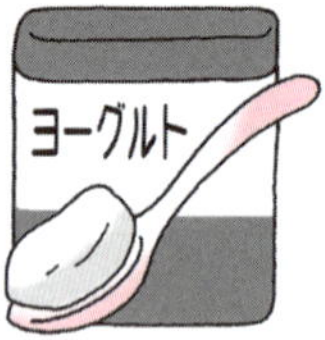

【糖尿病に有効な栄養素】
カルシウム、乳糖、オリゴ糖、
ペプチドグルカン、
ポリサッカライド

【その他の効能】
骨粗鬆症、便秘、情緒不安定

ともあります。その点、ヨーグルトはすでに乳酸菌によってたんぱく質などの成分が分解された状態になっているため、牛乳に比べて消化吸収がよく、カルシウムの吸収率もよいという特徴があります。

乳糖やオリゴ糖が整腸作用を促進する

ヨーグルトの乳酸菌に含まれるペプチドグルカンやポリサッカライドという物質は、余分なコレステロールを取り除いて体外に排泄する働きがあるため、血液をサラサラにして動脈硬化を防ぐ効果があります。

また、ヨーグルトのなかに含まれる乳糖やオリゴ糖は、腸内の善玉菌を増やして腸内環境を整え、便秘を改善するのに有効です。腸のなかには善玉菌、悪玉菌、日和見菌の三種類がありますが、悪玉菌が増えると善玉菌の働きが低下し、日和見菌も悪影響を及ぼすようになります。腸内環境が悪くなると、免疫力が低下して、合併症を発症する危険性が高まります。

一方、ヨーグルトは血圧の上昇を抑える効果も認められています。糖尿病の食事療法に、効果的に取り入れたい食品の一つです。

●ひとことメモ●

現在市販されているヨーグルトはじつに多種多様です。ビフィズス菌を加えた整腸作用強化タイプ、カルシウムを増やしたカルシウム強化タイプなどなど……。味の好みだけでなく、こうした機能に注目して購入してみてはいかが？

動脈硬化を予防する栄養価抜群の「森のバター」

アボカド

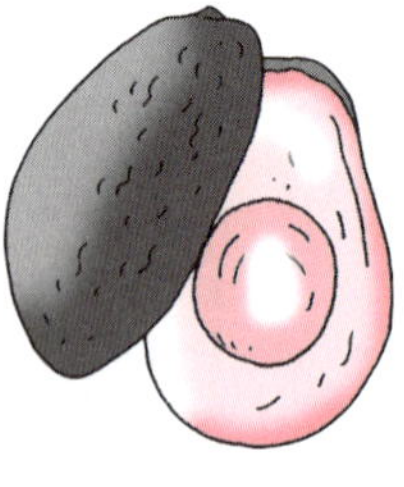

オレイン酸などの不飽和脂肪酸が豊富

アボカドは、食品の分類上は果実類ですが、多くの脂肪分を含んでいるため、食品交換表では表5の「油脂・多脂性食品」に分類されます。多脂性食品には、クリームやばら肉、ベーコン、それにアーモンドなどがあります。これらと並べて考えると、アボカドはいかにも脂肪分の多い、控えなければならない食品のように思われますが、そんなことはありません。

もちろん、一個で4単位（三二〇キロカロリー）分ものカロリーがあり、「森のバター」の異名のごとく脂肪分が豊富ですが、これらの脂肪分はほ

【糖尿病に有効な栄養素】
オレイン酸、ビタミンE、
カリウム、食物繊維

【その他の効能】
動脈硬化、高血圧、脂質異常症
（高脂血症）、便秘、体力回復

とんどがオレイン酸を主とする不飽和脂肪酸です。

オレイン酸はオリーブ油やなたね油、ナッツ類に多く含まれており、悪玉コレステロールを減らし、体に有害な脂質の酸化作用を抑える働きがあります。摂取過多は禁物ですが、適量を守ってうまく取り入れれば、アボカドは食事療法の強い味方になってくれる頼もしい食品です。

動脈硬化に有効なビタミンE、高血圧を予防するカリウム

血液中の脂質が酸化されて過酸化脂質が増えると、動脈硬化が進行して心筋梗塞などの心疾患を招く危険性が高くなります。アボカドに多く含まれるビタミンEは、脂質に溶け込んで脂質の酸化を防ぐ働きがあり、こうした病気を予防するのに有効です。また、ビタミンE不足は、糖尿病の発症リスクを高めるとの報告もありますので、十分な摂取が必要です。

一方アボカドは、カリウムの含有量が抜群に多い食品です。カリウムには、体内の余分なナトリウムを排泄して血圧の上昇を抑える働きがあります。また、繊維質も豊富なので、腸壁を刺激して便通を促します。

●ひとことメモ●
アボカドは収穫後に熟する果実で、緑色の硬い表皮が、弾力を帯びてやわらかくなり、黒色になってきたら食べ頃です。なお、アボカドはしょうゆとの相性がよいので、刺し身や手巻き寿司のネタにして食べるのがおすすめ。

小さな粒々に含まれる強力な抗酸化力

ごま

ごま特有の成分ゴマリグナンが動脈硬化に効果的

わずか数ミリにも満たない、小さな小さなごまですが、そこに秘められた栄養価は絶大です。脂質、たんぱく質、それにカルシウムやマグネシウムをはじめとするさまざまなミネラルが豊富に含まれた、「小さな巨人」のごとき食品であるといえるでしょう。

このように抜群の栄養価を誇るごまですが、なんといっても特筆すべきは、ごまにしか含まれていない独自の有効成分であるゴマリグナンです。ゴマリグナンにはセサミンやセサミノールといった強い抗酸化作用をも

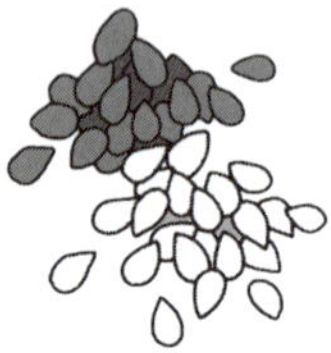

【糖尿病に有効な栄養素】
ゴマリグナン、ビタミンE、オレイン酸、リノール酸

【その他の効能】
動脈硬化、貧血、冷え症、骨粗鬆症

つ物質が含まれており、活性酸素を取り除いたり脂質の酸化を防ぐ作用があります。このため、血液中のコレステロール値を低下させて動脈硬化を改善、糖尿病に伴う合併症の予防に効果的です。

また、強い抗酸化力をもつビタミンEや、インスリンの分泌を活性化させるマグネシウム、活性酸素に有効なセレンなども豊富です。

一粒のなかにオレイン酸やリノール酸がぎっしり

ごまは、成分の約半分が脂質ですが、そのほとんどはオレイン酸やリノール酸などの不飽和脂肪酸で、余分なコレステロールや中性脂肪を取り除いて、血液をきれいにして動脈硬化を改善します。

不飽和脂肪酸は酸化されやすい性質をもっていますが、前述したごまに含まれるセサミンやセサミノールが強い抗酸化力をもっているため、不飽和脂肪酸が酸化されるのを防いでくれます。

とはいうものの、ごまは立派な多脂性食品で、カロリーもたった大さじ二杯で1単位（八〇キロカロリー）。くれぐれも過食には要注意。

●ひとことメモ●

ごまは、そのまま食べると消化吸収されにくいという性質をもっていますので、香りが出る程度まで炒めるか、あるいはすって使うのが効果的です。こうするとごまの香りによって、栄養的のみならず料理の味わいもよくなります。

ストレス解消に役立つビタミンCの宝庫

キャベツ

糖尿病に効果的なビタミンCに富む

ロールキャベツやシチュー、それにとんかつやハンバーグなどのつけ合わせとして、私たちの食生活にとても馴染み深いキャベツは、古代ギリシャの数学者ピタゴラスに「キャベツは元気と落ち着いた気分を保つ野菜」といわせしめ、その効能を大いに讃えられた優秀な野菜です。

まさにその賛辞の通り、キャベツは各種ビタミンやミネラル、それに食物繊維にも富んでいますが、とりわけ豊富なのがビタミンC。キャベツの葉四〜五枚程度を生食すれば、成人の一日の所要量である一〇〇ミリグラ

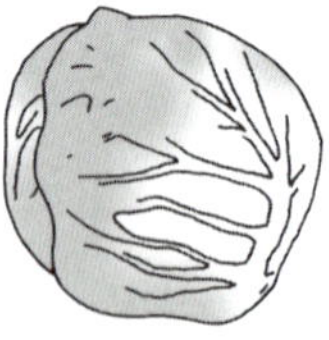

【糖尿病に有効な栄養素】
ビタミンC、U、食物繊維、
カルシウム

【その他の効能】
胃炎、胃潰瘍、十二指腸潰瘍

ムを摂取することができます。

ビタミンCには悪玉コレステロールを減らして善玉コレステロールを増加させる働きがあるほか、血糖値を正常に保つ、血栓を予防するといった作用が認められており、糖尿病の治療にたいへん有効です。

また、ビタミンCは、ストレスに対処するために分泌されるホルモンの構成材料の一つでもあり、ストレスの撃退に欠かせない栄養素です。ストレスは糖尿病発症の大きな原因の一つですから、ビタミンCをより多く摂取することはとても重要です。積極的にとるようにしましょう。

芯の部分にはビタミンCがたっぷり

キャベツは、部位によって含まれる成分が異なります。外側の濃い緑色の葉にはカロテンが多く含まれ、芯の部分にはより多くのビタミンCが含まれています。捨てたりせず、食べ切るように心がけましょう。

また、ビタミンCは加熱されると失われますので、千切りやサラダなどに生のままで用いて、しっかりと摂取するようにしたいものです。

●ひとことメモ●

キャベツには、キャベツ特有のビタミンUが含まれています。ビタミンUには抗潰瘍作用があり、胃の粘膜を修復する働きを促して胃炎や胃潰瘍などに効果的です。市販薬にも名づけられている「キャベジン」は、このビタミンUの別名です。

糖尿病に有効なビタミン類に富む

カリフラワー

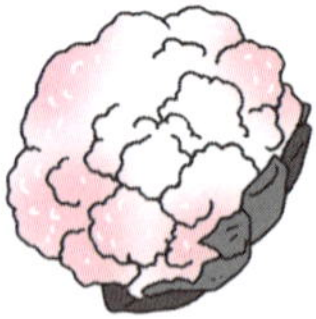

キャベツの仲間で、ビタミンCが豊富

カリフラワーは前項のキャベツと同じアブラナ科の野菜で、「はなやさい」「花キャベツ」などとも呼ばれ、私たちが食用として口にしているのはつぼみの部分に相当します。キャベツ同様、ヨーロッパから渡来した野菜ですが、現在では茨城などを中心に我が国でも盛んに栽培されています。

カリフラワーもキャベツ同様、ビタミンCが多く含まれているのが栄養的な特徴ですが、その含有量は一〇〇グラム中八一ミリグラムで、キャベツの四一ミリグラムの約二倍にもなります。ビタミンCは、通常食用する

【糖尿病に有効な栄養素】

ビタミンC、B_1、B_2、食物繊維

【その他の効能】

動脈硬化、便秘、美肌、ガン

花蕾《からい》よりも茎の部分に多く含まれますので、捨てずに利用しましょう。

ビタミンCはコレステロール値を下げたり、血糖値を安定させる働きがあるばかりでなく、白血球の機能を高めて感冒の予防などウイルスへの抵抗力を強くしたり、コラーゲンの生成を促して骨や皮膚を丈夫にする作用もあり、合併症に負けない強い体づくりに効果的です。

食物繊維、ビタミンB_1、B_2に富む

カリフラワーには食物繊維もキャベツの二倍近く含まれています。食物繊維は便通を促すほか、余分なコレステロールを排泄する働きもあり、糖尿病に有効な栄養素として積極的な摂取をすすめています。

また、食物繊維以外にビタミンB_1、B_2なども含まれています。ビタミンB_1は糖質の代謝に必要な栄養素で、B_2は糖質や脂質の代謝、それに過酸化脂質の防止に有効です。いずれも動脈硬化を予防するのに役立つ成分ですが、特に、糖尿病になると不足するといわれるビタミンB_2は、努めて摂取することが望ましい栄養素です。

●ひとことメモ●

カリフラワーは開花していない、よくひきしまった白くてずっしりと重たいものが○、黄色っぽくなっているものは×です。カリフラワーは、小麦粉、酢、塩を加えてゆでると味がよくなります。シチューなどに利用するのもおすすめ。

ルチンがインスリンの分泌を活発にする

グリーンアスパラガス

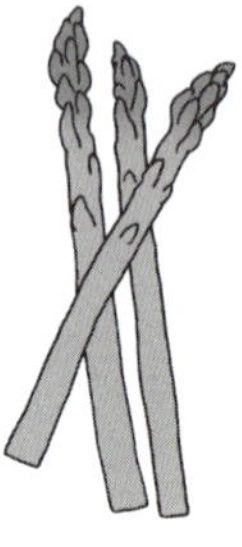

かつてはホワイトアスパラガスが主流

アスパラガスにはホワイトアスパラガスとグリーンアスパラガスの二種類があります。かつてはアスパラガスといえばもっぱらホワイトのほうが主流でしたが、現在ではグリーンがホワイトにとってかわり、食卓に上るもののほとんどが、グリーンアスパラガスになっています。

栄養面では、鉄分やカルシウムなどはホワイトのほうが若干上回っていますが、その他の栄養素はグリーンのほうが断然豊富。店頭には年中出回っていますが、旬の四～六月のものは味も栄養も抜群です。また、輸入も

【糖尿病に有効な栄養素】
ルチン、ビタミンE、葉酸、アスパラギン酸

【その他の効能】
動脈硬化、高血圧、疲労回復

のよりも国産のほうがミネラル類が豊富という報告もあります。

糖尿病に有効なルチンとビタミンE

グリーンアスパラガスの穂先の部分には、そばに多く含まれるルチンが豊富です。ルチンは毛細血管を丈夫にし、血圧の上昇を抑えたり、インスリンの分泌を促す作用があり、糖尿病の治療にたいへん効果的な成分です。また、活性酸素を取り除き、過酸化脂質の生成を防止するビタミンEも含まれており、糖尿病をはじめとする生活習慣病の改善に有効です。それに、心疾患の予防に役立つ葉酸、糖尿病に不可欠な食物繊維も含まれています。

一方、アスパラガスには、たんぱく質の合成を助けて、疲労回復、スタミナ増強などに有効なアスパラギン酸が多く含まれています。アスパラギン酸は、カリウムやマグネシウムなどのミネラルの働きを円滑にする作用があり、エネルギーの代謝を促進します。

アスパラガスは組織が硬くなるのが比較的早いので、購入後はできるだけ早いうちにゆでて、冷蔵あるいは冷凍保存するほうがよいでしょう。

●ひとことメモ●

アスパラガスを冷蔵庫で保存する場合は、ラップに包んで、野菜室で穂先を上にして立てておきます。ゆでる際は、硬い根元から先に塩ゆでし、1分後くらいに先端を入れていきますが、ビタミンがこわれないようゆで過ぎに要注意。

豊富なビタミン、ミネラルで合併症を予防

ブロッコリー

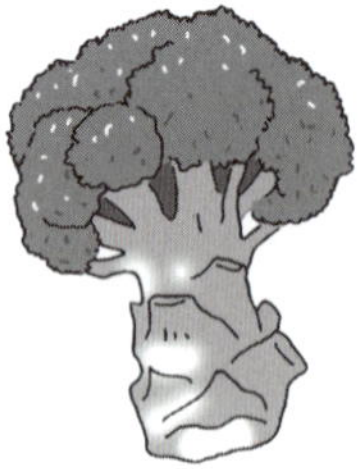

全食品中でもトップクラスのビタミンC

ブロッコリーは、カリフラワーの品種改良としてつくられた野菜ですが、カリフラワーが淡色野菜であるのに対し、緑黄色野菜に分類されています。

ブロッコリーもカリフラワー同様、ビタミンCが豊富ですが、その含有量は一〇〇グラム中一二〇ミリグラムと、カリフラワーの八一ミリグラムを大きく上回り、全食品中でもトップクラスの含有量を誇ります。

これまでも説明したように、ビタミンCは糖尿病の食事療法に欠かせない栄養素の一つで、血圧やコレステロール値の上昇を抑えたり、血栓の生

【糖尿病に有効な栄養素】
ビタミンC、カロテン、亜鉛、クロム、スルフォラファン

【その他の効能】
動脈硬化、心疾患、脳血管疾患、ガン

成を予防するほか、ストレスの撃退にも効果的です。

ビタミンCの成人一日の所要量は一〇〇ミリグラムですが、タバコを吸ったりストレスが多くなったりすると、ビタミンCはより多く消費されますので、できるだけ多く摂取するよう心がけたほうがよいでしょう。

糖尿病に有効なビタミン、ミネラル類に富む

またビタミンC以外にも、ブロッコリーには糖尿病に有効なさまざまな栄養素がじつにバランスよく含まれています。抗酸化作用の強いカロテン、糖質や脂質の代謝を促すビタミンB_1やB_2、心疾患の発症リスクを抑える葉酸、インスリンの働きを助ける亜鉛、糖代謝に関与して血糖値を下げる働きのあるクロム、糖尿病患者に欠乏しやすいマグネシウムなどなど。

さらに、ブロッコリーには、心筋梗塞や脳梗塞に効果のあるスルフォラファンや、強力な抗酸化力をもつケルセチンなどの物質が含まれていることも明らかにされており、健康面でたいへん注目されている優秀な野菜です。

●ひとことメモ●

ブロッコリーに含まれるビタミンCは、ゆでると120ミリグラムから54ミリグラムにまで減ってしまいます。できるだけ短時間でゆで、水にさらさずに冷ますか、あるいは電子レンジを活用すれば損失が少なくてすみます。

ごぼう

たっぷりの食物繊維が血糖値の上昇を防ぐ

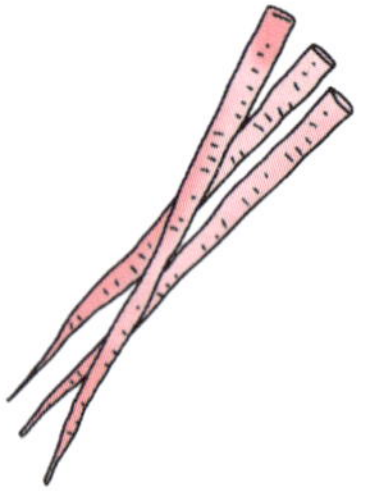

糖尿病治療に不可欠な食物繊維がたっぷり

ごぼうは日本と韓国でのみ食用にされていますが、最近では、アメリカでもヘルシーフードとして注目されている健康野菜です。

ごぼうの特徴は、なんといっても食物繊維が豊富であること。この食物繊維は水溶性と不溶性、約半々に分けられます。

水溶性の食物繊維は、糖分の吸収を抑えて血糖値の上昇を防ぐ作用があるほか、胆汁酸やコレステロールを吸着して体外へ排出する働きがあり、動脈硬化の予防にたいへん効果的です。

【糖尿病に有効な栄養素】
食物繊維、マグネシウム、鉄、銅

【その他の効能】
動脈硬化、便秘、大腸ガン、
直腸ガン

一方、不溶性の食物繊維は、水分を吸収して便をやわらかくし、腸の運動を促して便秘を改善させるとともに、腸内の有用細菌の働きを活発にさせて有害物質を排出させる作用があるので、大腸ガンの予防に役立ちます。

不溶性のリグニンは切り口から出てくる

ごぼうの不溶性食物繊維には、ヘミセルロースやリグニンなどがありますが、最近注目されているのがリグニンです。リグニンは木質素とも呼ばれる成分で、胆汁酸を吸着して排泄する作用があるほか、大腸ガン、直腸ガンの予防に役立つ成分として注目されています。

このリグニンは、切り口に出てくる性質があるため、ささがきのように断面積を広くして切るとより効果があります。また、切った後しばらくしてから酢水に漬けるとリグニンの量が増えるのも特徴です。

さらに、ごぼうにはマグネシウムも豊富に含まれています。マグネシウムは筋肉の収縮を促したり血圧を調節する働きがあり、糖尿病の治療にたいへん有効な成分です。

●ひとことメモ●

ごぼうは泥を落とすと急激に鮮度を失うので、できれば泥つきのものを購入して、新聞紙に包んで冷暗所に保存するように。また、皮からもリグニンが出てしまうので、包丁で皮をそいだりせず、たわしでこするようにしましょう。

「涙のもと」硫化アリルが血栓を予防

たまねぎ

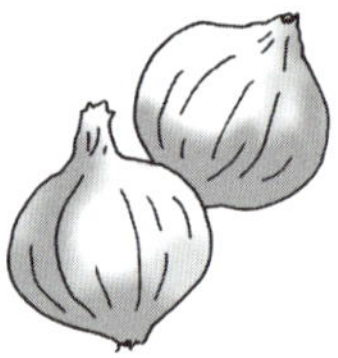

イオウ化合物の硫化アリルに抜群の効果

たまねぎの大部分は炭水化物で、ビタミンやミネラルの類はあまり多く含まれておらず、成分そのものを見た限りでは、これといって特筆すべき栄養価はほとんどないかのように思われます。

しかし、たまねぎを切ったときに生じる「涙と辛味のもと」であるイオウ化合物の一種、硫化アリルには強力な効果が秘められています。

この硫化アリルは、血栓の生成を抑える働きがあるとともに、善玉コレステロールを増やして悪玉コレステロールを取り除く作用があるため、高

【糖尿病に有効な栄養素】
硫化アリル、ケルセチン、
フラクトオリゴ糖

【その他の効能】
高血圧、脳血管疾患、便秘、
食欲不振

血圧や動脈硬化の予防にたいへん効果的です。

なお、たまねぎの辛味を抜くには水にさらすとよいのですが、あまり長時間さらすと有効成分である硫化アリルが溶け出してしまいますので、せいぜい二～三分程度にとどめておくようにしましょう。

皮に含まれるケルセチンにも有効成分

たまねぎには硫化アリルの一種であるアリルプロピルジサルファイドという物質が含まれています。これは血糖値を安定させる働きをもっており、糖尿病の治療に役立つといわれています。

一方、皮の部分に含まれるケルセチンは強い抗酸化作用をもっており、血圧を安定させたり、脂肪の吸収を抑える働きがあります。といっても皮を食べるわけにはいかないので、皮ごとスープに入れてだしをとったり、ドレッシングをつくる際に一緒に漬け込んだりするとよいでしょう。

また、たまねぎには腸内環境をよくするビフィズス菌の餌となるフラクトオリゴ糖も豊富で、有害物質の排出にも一役買ってくれます。

●ひとことメモ●

たまねぎの硫化アリルには、ビタミンB_1の吸収を助ける働きがあります。このため、ビタミンB_1を多く含む豚肉などと一緒に炒めたりして食べると、肉の臭みが抑えられるだけでなく、健康面でもより一層の効果が期待できます。

ビタミンCと食物繊維でダブル効果

れんこん

豊富なビタミンCと食物繊維が効果的

れんこんは漢字にすると「蓮根」と書きますが、その名の通り、スイレン科の蓮の地下茎の先端部分に当たり、「はす」とも呼ばれています。

れんこんには、ビタミンCが豊富に含まれています。ビタミンCは、たんぱく質とともにコラーゲンの生成を助けて、骨や皮膚を丈夫にしたり肌を美しくする効果があるほか、粘膜を強くするので風邪の予防に有効です。

しかし、ビタミンCの効果は「キレイになる」「風邪をひかない」ばかりではありません。コレステロール値や血圧の上昇を抑える、体に有害な

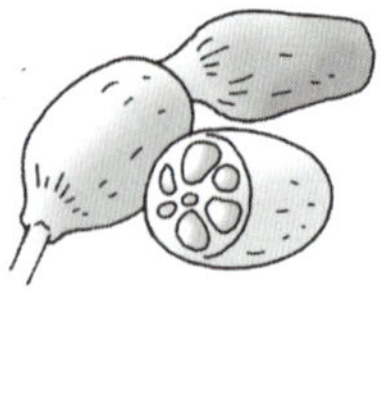

【糖尿病に有効な栄養素】
ビタミンC、食物繊維、ムチン、タンニン

【その他の効能】
高血圧、動脈硬化、便秘、胃潰瘍

活性酸素を除去する、心筋梗塞や脳梗塞の元凶である血栓を予防するなど、糖尿病の改善に役立つ効果が目白押しです。

また、れんこんにはペクチンやヘミセルロースなどの食物繊維も豊富です。ペクチン（水溶性食物繊維）には腸内で余分なコレステロールを吸着して排泄する働きがあり、ヘミセルロース（不溶性食物繊維）は腸内環境を整えて便秘を改善します。食物繊維は、糖尿病の食事療法に欠かすことのできない栄養素です。

血糖値の上昇を防ぐムチン、消炎止血作用にすぐれたタンニン

れんこんを切ると粘りが出ますが、これはムチンという多糖類によるものです。ムチンはさといものネバネバと同じ成分で、糖質の吸収を抑えて血糖値の上昇を防いでくれます。また、れんこんに含まれるタンニンにも、老化の原因といわれている過酸化脂質の産生を抑える作用があります。

お煮しめや天ぷら、はさみ揚げや酢の物だけでなく、すりおろして出る粘りを利用して、ひき肉料理のつなぎにしてもよいでしょう。

●ひとことメモ●

れんこんは切るとすぐに酸化して黒ずんできますので、酢水にさらしてアクを止めましょう。また、お煮しめをつくるときなどは、下ゆでしておくときに、あらかじめ酢を少々たらすと仕上がりが白くてキレイです。

豊富なカルシウムが糖尿病の発症をブロック

こまつな

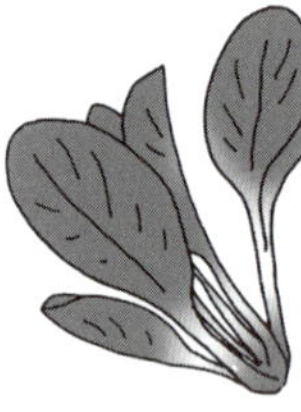

ビタミンやミネラルを効率よく摂取できる

現在の東京都江戸川区の小松川地区で栽培されていたことから「こまつ」の名を冠せられたこまつな。一年を通して買い求めることができますが、その旬は冬で、かつては別名を「冬菜」などと呼ばれることもあったようです。

こまつなは、ビタミンやミネラルをバランスよく含んでいます。糖尿病に多くの効果をもたらすビタミンC、活性酸素を取り除く働きのあるベータカロテン、ナトリウムの排泄を促して高血圧を予防するカリウム、血糖

【糖尿病に有効な栄養素】
カルシウム、ビタミンC、
ベータカロテン、カリウム、亜鉛

【その他の効能】
高血圧、神経症、骨粗鬆症、貧血

を調節するインスリンの働きを助ける亜鉛、増血作用に効果のある鉄分などが、たいへん豊富です。

しかも、こまつなはアクが少ないので、ゆがいてから調理する必要がなく、炒め物でも汁物でも、そのまま用いることができますので、栄養素を失うことなく効率よく摂取することができます。

豊富なカルシウムが高血圧やストレスに有効

また、こまつなの大きな特徴として、カルシウムの含有量が多いことがあげられます。同じ緑黄色野菜のほうれんそうと比べると、ほうれんそうが一〇〇グラム中四九ミリグラムであるのに対し、こまつなは一七〇ミリグラムも含まれており、野菜類のなかでもトップの部類に入ります。

カルシウムは骨を丈夫にして骨粗鬆症を予防するほか、イライラや興奮を鎮める作用があります。また、ストレスを抑えてくれるので、ストレスによる糖尿病の発症を予防するのにも役立ちます。

おひたしや炒め物などにして、毎日でも食べたい食品の一つです。

●ひとことメモ●

カルシウムはビタミンDと一緒に摂取すると、たいへん吸収がよくなります。ビタミンDはしらす干しやしいたけ、さけなどに多く含まれますので、一緒に炒めたりおひたしにして食べるとよいでしょう。

糖尿病に不可欠な「緑黄色野菜の王様」

ほうれんそう

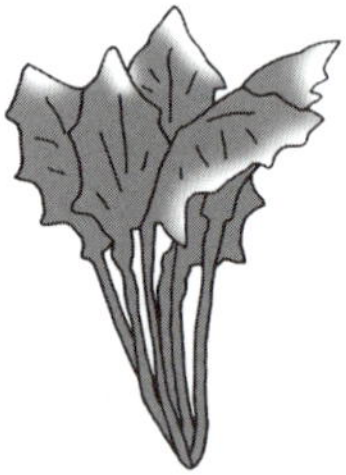

抗酸化物質のベータカロテン、心疾患に有効な葉酸

前項のこまつなと並んで、豊富なビタミンやミネラルを含むほうれんそうは、「緑黄色野菜の王様」と呼ばれるほど栄養価の高い食品です。

まず特筆すべきは、一〇〇グラム中四、二〇〇マイクログラムというベータカロテンの含有量。にんじんの九、一〇〇（皮、根付き・生）やパセリの七、四〇〇（葉・生）には劣るものの、全野菜中でも五本の指に入るほど豊富なベータカロテンを含んでいるといえます。

ベータカロテンには、粘膜を保護して皮膚を健康に保つ効果があります

【糖尿病に有効な栄養素】
ベータカロテン、葉酸、葉緑素、鉄、カリウム、ビタミンC

【その他の効能】
高血圧、動脈硬化、心疾患、貧血

が、そのほかにも強い抗酸化作用があり、動脈硬化の改善などに有効です。

また、ビタミンB群の一つである葉酸が多く含まれることも大きな特徴です。葉酸はそもそもほうれんそうから発見されたもので、コレステロールと結びついて動脈硬化を進行させるホモシステインという物質を減らす作用があり、心疾患のリスクを伴う糖尿病の予防にたいへん有効です。

生活習慣病の予防に効果的な葉緑素のパワー

一方、ほうれんそうに含まれる葉緑素にも、大きな効果があります。葉緑素は、血液中の毒素を解毒して血液をサラサラにするほか、悪玉コレステロールを排泄したり、活性酸素を除去する働きがあるので、糖尿病をはじめとする生活習慣病の予防に大いに役立ちます。

また、ほうれんそうには増血作用を促す鉄分、高血圧を予防するカリウム、それに血栓の防止に有効な香り成分ピラジンなども含まれます。糖尿病治療に不可欠なビタミンCも豊富ですが、ビタミンCは調理の際に失われやすいので、ゆがく時間はせいぜい一分程度にとどめましょう。

●ひとことメモ●

ほうれんそうは季節感を感じさせないほど一年中出回る野菜ですが、ビタミンCもベータカロテンも葉緑素も、夏場よりも旬の冬のほうがアップします。なお、ベータカロテンは、油で炒めて調理したほうが吸収率が上がります。

小さいながらも糖尿病に効果絶大

ししとうがらし

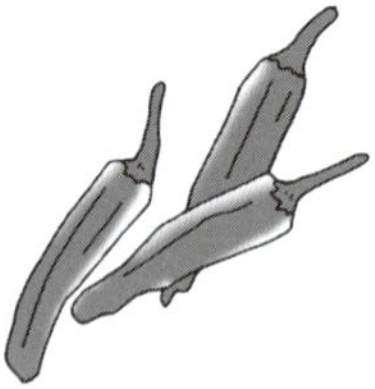

糖尿病に有効なビタミンCを豊富に含む

ししとうがらしはピーマンやとうがらしの仲間で、ほろりとした苦味を含んだ夏野菜です。

ししとうがらしの特徴は、ビタミンCがたっぷり含まれていること。ビタミンCは免疫力を高めるので、夏バテや風邪の予防に効果的ですが、そのほかにも、悪玉コレステロールを減らして善玉コレステロールを増やしたり、血圧の上昇を抑えたり、心筋梗塞や脳梗塞のもととなる血栓を予防するなど、糖尿病の治療にたいへん有効な栄養素です。その上、糖尿病発

【糖尿病に有効な栄養素】
ビタミンC、ベータカロテン、カリウム、食物繊維

【その他の効能】
高血圧、血栓症、心疾患、便秘、疲労回復

症の引き金となるストレスにも効果があります。私たちの体は、肉体的あるいは精神的なストレスによって副腎皮質ホルモンやカテコラミンといったホルモンを消費します。ビタミンCはこれらのホルモンをつくる材料の一つなのです。

ビタミンCは、不必要なぶんは体外に排出されますから、とり過ぎても体に支障は出ません。むしろ、何かとストレスの多い現代では、努めて摂取することが望ましいといえるでしょう。

強い抗酸化力をもつベータカロテン

また、ししとうがらしにはベータカロテンも豊富です。ベータカロテンには抗酸化力があり、体に有害な活性酸素や過酸化脂質の生成を抑えて、心疾患や脳血管疾患などの予防に役立ちます。ベータカロテンは油と一緒にとると吸収率がよくなるので、炒め物にしていただくとよいでしょう。

ほかにも、血圧の上昇を抑えるカリウムや、糖尿病に不可欠な食物繊維も豊富と、たくさんの有効成分を備えています。

●ひとことメモ●

大きなものは収穫期を過ぎたもので風味が落ちていることが多いので、細くて小さめのものを選ぶのがベターです。種は除かずに調理しますが、油で揚げる場合は、破裂しないようにあらかじめ穴をあけたり切り目を入れておきましょう。

根も葉も糖尿病に大いに有効

だいこん

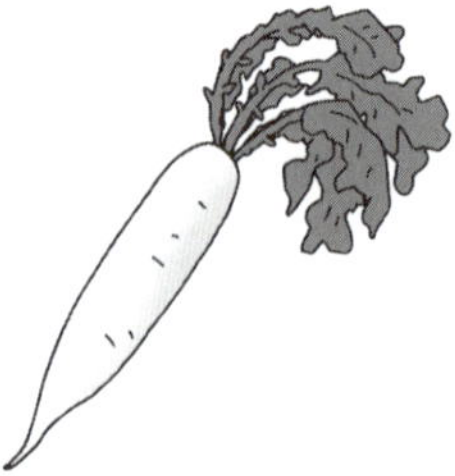

失われやすいビタミンCを上手に摂取

だいこんは、昔から食べ物の消化を助ける野菜としてその効能が知られていますが、これはでんぷん消化酵素であるジアスターゼや、たんぱく質分解酵素のプロテアーゼ、それに脂肪消化酵素のリパーゼなどが含まれるためです。これらの酵素には食べた物の消化を助ける働きがあり、食後の胃もたれなどを防いでくれます。また、消化酵素のオキシダーゼには発ガンを抑制する作用があり、魚の焦げなどに含まれる発ガン物質を抑える効果があるといわれています。

【糖尿病に有効な栄養素】
ビタミンC、ベータカロテン、カルシウム、食物繊維

【その他の効能】
高血圧、血栓症、便秘、胃弱、ガン

だいこんには糖尿病に役立つビタミンCも豊富に含まれています。ビタミンCには血圧やコレステロール値を下げたり、血栓を防止する働きがあるので、糖尿病に伴う合併症の予防にとても有効です。

だいこんのビタミンCは皮の部分に多く含まれていますので、だいこんおろしにするときは皮をむかずにおろすようにしましょう。また、だいこんのビタミンCはおろしたそばから時間とともに失われてしまいますので、食べる直前にすりおろすのが理想的です。

葉の部分にも有効成分がたっぷり

一方、だいこんの葉の部分には、根には含まれていない抗酸化作用の強いカロテンをはじめ、イライラや興奮を鎮めて神経を落ち着かせるカルシウム、余分なコレステロールを排泄してくれる食物繊維、血液中のコレステロール値を下げるのに有効なたんぱく質グリシンなども含まれ、糖尿病の改善に役立ちます。できれば葉付きのものを買い求めて、あますところなく栄養分を摂取するようにしたいものです。

●ひとことメモ●

だいこんは、葉のついている頭のほうがビタミンCが多く辛味もソフトなので、おろしには頭の部分を利用するとよいでしょう。また、消化を助けるジアスターゼは熱に弱いので、効果を期待するならおろしにしてとるのが一番です。

グルコマンナンが血糖値の上昇を抑える

こんにゃく

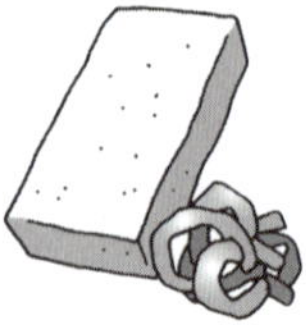

食物繊維のグルコマンナンが糖尿病に効果的

こんにゃくは九七％が水分で、残りの成分は食物繊維とわずかなミネラル。一〇〇グラム中のカロリーはわずか五キロカロリーと低カロリーで、ダイエットに用いられる代表的な食品となっています。サトイモ科のコンニャクイモからつくられる食品ですが、食品交換表では表6に分類されて海藻やキノコなどとともに、量を気にせず食べられる食品です。

こんにゃくの大きな特徴は、水溶性の食物繊維グルコマンナンが含まれているということです。グルコマンナンは、コレステロールの生成を抑え

【糖尿病に有効な栄養素】
食物繊維、カリウム

【その他の効能】
脂質異常症（高脂血症）、肥満、便秘、大腸ガン

たり、余分なコレステロールを吸着して体外に排出する働きがあるため、コレステロール値を下げて動脈硬化を予防します。その上、食後の血糖値の急激な上昇を抑制する効果もあるので、糖尿病治療に重宝な食品として積極的に取り入れられています。

また、腸の活動を活発にして便通をよくしたり、腸内の有害物質を取り除いて大腸ガンを予防する効果もあるほか、胃のなかで水分を吸収するので、食べごたえを大きくして食事量を減らすのにも役立ちます。

「生芋こんにゃく」にはさらに大きな効果

こんにゃくは、コンニャクイモを粉末にしてつくられたもので、加工の段階で水溶性の食物繊維が不溶性に変化します。不溶性の食物繊維にも水溶性と同様の効果がありますが、水溶性に比べるとややその効果が落ちてしまいます。そこでおすすめしたいのが、加工しない芋を使った「生芋こんにゃく」。こちらには水溶性の食物繊維がたっぷり含まれていますので、より高い効果を期待するなら、生芋と表示されたものを購入しましょう。

●ひとことメモ●

こんにゃくは、塩をふって水洗いし、湯通しするとだしがよりしみ込むようになります。湯通しの際は、水から入れて沸騰させるようにしましょう。包丁で切るよりも手でちぎって表面積を広くしたほうが、味がしみ込みやすくなります。

豊富なペプチドが高血圧を防止

まいたけ

低カロリーにして栄養価大。食事療法の強い味方

きのこは全般的にエネルギーが少なく、食物繊維やビタミンなどが豊富に含まれています。そのため、糖尿病の食事療法では積極的にとることをおすすめしますが、きのこのなかでも特に注目したいのが、まいたけです。

きのこには、エリタデニンやペプチドなどの有効成分が含まれており、コレステロールを分解して動脈硬化や高血圧を予防する効果があります。

まいたけには、このペプチドが特に多く含まれています。

高血圧を引き起こす原因の一つとして、「アンジオテンシン変換酵素」

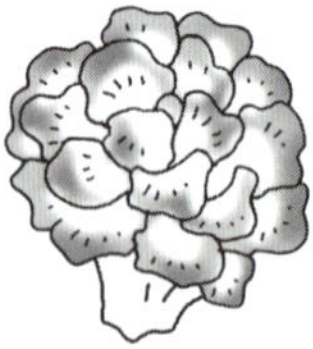

【糖尿病に有効な栄養素】
ペプチド、Xフラクション、Dフラクション、エルゴステロール

【その他の効能】
脂質異常症（高脂血症）、高血圧、動脈硬化、ガン

という物質がありますが、ペプチドはこの物質の働きを阻害して、血圧の上昇を抑えてくれます。

また、コレステロール値を下げるのに有効なナイアシンやビタミンB_2も豊富に含まれており、糖尿病の予防、改善にたいへん効果的です。

肥満の抑制、ガン予防などさまざまな効能

最近の研究によれば、まいたけには体脂肪の蓄積を減少させる「Xフラクション」という物質も新たに発見され、糖尿病の大きな原因である肥満を予防する効果も認められています。

さらに、免疫力を高めるベータグルカンやDフラクション、日光によってビタミンDに変化するエルゴステロールなど、がん予防に有効な成分も含まれています。ビタミンDはカルシウムの吸収を助ける働きがありますから、カルシウムを豊富に含むこまつななどと一緒に摂取するとよいでしょう。このように、まいたけにはさまざまな有効成分が含まれており、健康面での効果がもっとも期待されるきのことして注目されています。

●ひとことメモ●

ガン予防や血糖値の調節に効果的なベータグルカンは水溶性なので、調理の際に大部分が汁のなかに溶け出します。煮物や汁物に用いるときは、薄味を心がけて汁ごと飲むようにしましょう。

特有成分が種々の合併症に効果的

しいたけ

コレステロール値の低下に大きな効果

国立健康・栄養研究所の研究によれば、一日に生しいたけ九〇グラム（八枚）、あるいは干ししいたけ九グラム（三枚）を一週間食べ続けると、七～一二％もコレステロール値が低下することが報告されています。これはしいたけに含まれる食物繊維やナイアシン、それに最近新たに発見された、しいたけに多く含まれるエリタデニンという成分によるものです。

エリタデニンはアミノ酸の一種で、余分なコレステロールを排出する働きがあるとともに、血管にコレステロールが付着するのを防いでくれます。

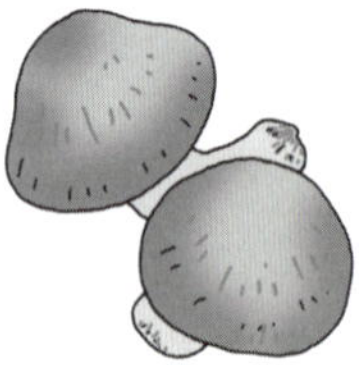

【糖尿病に有効な栄養素】
エリタデニン、食物繊維、ベータグルカン、エルゴステロール

【その他の効能】
脂質異常症（高脂血症）、動脈硬化、ガン、骨粗鬆症

このため、糖尿病治療の大敵である動脈硬化の予防にたいへん役立ちます。

また、同じくコレステロール値の低下を促す不溶性食物繊維のベータグルカンも豊富に含まれています。ベータグルカンは腸内の有害物質を体外に排出する効果があるほか、ガン予防にも大きな効果が認められており、医薬品としてガンの治療にも用いられています。

カルシウムの吸収を促進するビタミンD

しいたけにはエルゴステロールという成分も含まれていますが、これは紫外線を吸収することによってビタミンDに変化します。ビタミンDはカルシウムの吸収に不可欠な栄養素で、骨にカルシウムを定着させる作用もあります。カルシウムは骨を強くして骨粗鬆症を予防するばかりでなく、イライラを鎮めて興奮を抑える働きもありますので、糖尿病に伴う心疾患の発症や神経障害の予防にも効果があります。

これらの効果を期待するためにも、しいたけを調理する前には、二〇～三〇分ほど日光に当ててから使用するようにしましょう。

●ひとことメモ●

干ししいたけには生よりも多くのビタミンDが含まれていますが、最近では機械乾燥させることが多いので、購入後、日光に当てるとよいでしょう。エルゴステロールは笠の裏側に含まれていますので、裏側を日に当てるようにします。

column 6

使い過ぎに用心したい食品

バターやマーガリンに含まれる油脂は、わずかな量でもとても高いカロリーですから、使い過ぎに注意し、風味程度に抑えることが必要です。

特にバターは、牛乳からつくられる動物性脂肪で、カロリーもコレステロール値も高いので、使い過ぎは厳禁です。

マーガリンも同様のことがいえますが、こちらはコーン油などの植物性脂肪からつくられることが多いので、バターに比べるとコレステロール値も低くいくぶんヘルシーです。とはいってもカロリーはバターと変わらないので、摂取過多には要注意です。

生クリームもバター同様、本来は牛乳の脂肪分からつくられたものですが、植物性脂肪が原料となっているものも数多く出回っています。

しかし生クリームもカロリーとコレステロール値が高い食品ですから、コーヒーなどに入れるときはごくわずかにとどめるようにしたいものです。

一方、卵と油からできているマヨネーズも、高カロリー・高コレステロール食品といえます。マヨネーズを使うときは、マヨネーズにヨーグルトを混ぜて風味を加えたり、しぼり口が星型でなく細い線状になっているものを選ぶなどして、使用量が少なくてすむ方法で用いるようにしてみましょう。

第4章

予防と改善に役立つ おいしいレシピ

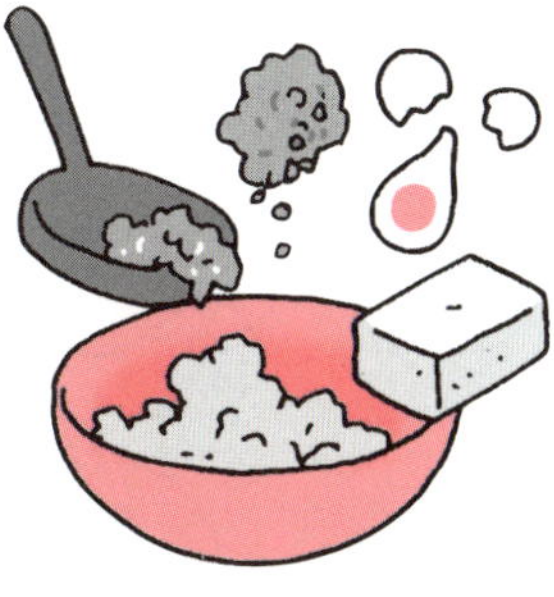

＊カロリー、塩分は１人当たりの数値です

さといものごまみそかけ

〈124kcal（1.6単位）　塩分1.0g〉

【材料／２人分】

さといも ……………120g
オクラ ……………………４本
だし汁 …………１カップ
しょうゆ ……………４g
なす ……………………１本
［A］
　赤だし味噌 …………小さじ２
　砂糖 ………小さじ２
　みりん……小さじ4/5
　酒…………小さじ4/5
　白すりごま …………小さじ１
あさつき ……………少々

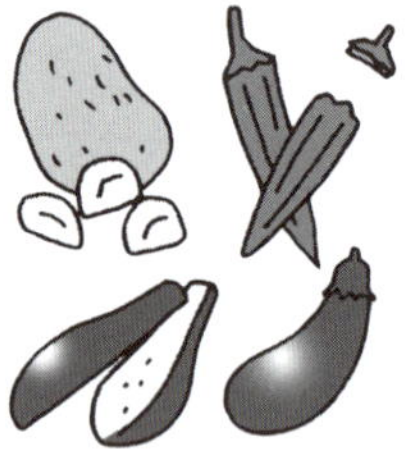

さといもは食べやすい大きさに、なすは縦半分に切り、オクラはがくをとる

【作り方】

1 さといもは皮をむいて食べやすい大きさに切り、塩でもみ洗いをしてぬめりをとる。オクラはがくの部分をとり、塩ですり洗いする。だし汁としょうゆでさといもとオクラを煮る。

2 なすはへたをとって縦半分に切り、オーブントースターで焦げ目がつくまで焼く。

3 ［A］の調味料を厚手の鍋に入れ、弱火にかけながら練り、ごまみそをつくる。

4 器に１のさといもとオクラ、２のなすを盛り、上から３をかけ、最後に小口切りにしたあさつきを散らす。

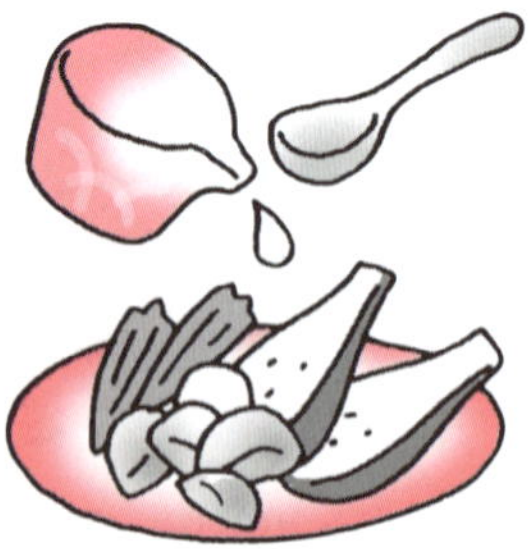

ごまみそをかけたら、あさつきを散らす

五色きんぴら

〈120kcal（1.5単位）　塩分0.9ｇ〉

【材料／２人分】

糸こんにゃく ………50ｇ
にんじん ……………20ｇ
ごぼう ………………60ｇ
れんこん ……………40ｇ
いんげん ……………30ｇ
とうがらし ………… １本
サラダ油 ………小さじ２
しょうゆ ………小さじ２
みりん …………小さじ２
酒 ………………小さじ２
だし汁…………1/4カップ
ごま油 …………小さじ１

【作り方】

1 糸こんにゃくは熱湯をかけてアク抜きをする。にんじんはやや太めの千切りにする。ごぼうはささがきに、れんこんは３mmの厚さのいちょう切りにし、それぞれ水にさらしてアク抜きをする。いんげんは３mmの厚さの斜め切りにする。とうがらしは種とへたを取り除く。

2 厚手の鍋にサラダ油を入れてとうがらしを軽く炒め、香りが立ったら、糸こんにゃく、にんじん、ごぼう、れんこん、いんげんを加えて炒める。

3 ２にしょうゆ、みりん、酒、だし汁を加え、さらに炒め煮にする。

4 最後にごま油を入れ、風味をつける。

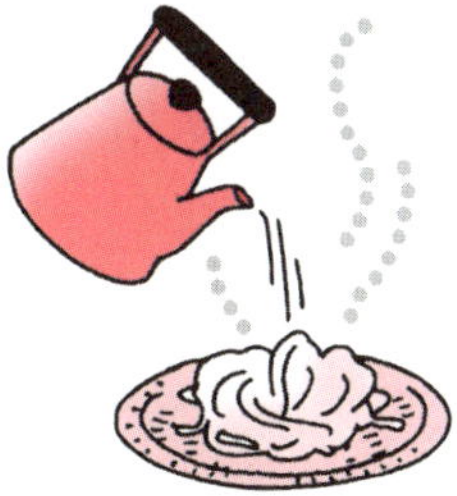

糸こんにゃくは熱湯でアク抜き

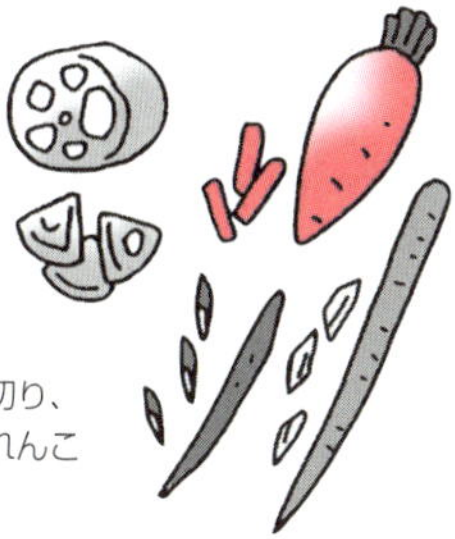

にんじんは太めの千切り、ごぼうはささがき、れんこんはいちょう切りに

グレープフルーツと水菜のサラダ

〈42kcal（0.5単位）　塩分0.7ｇ〉

【材料／２人分】

はくさい …………100ｇ
にんじん ……………40ｇ
水菜 ……………………80ｇ
グレープフルーツ …１個
ノンオイルドレッシング
（市販）………………適宜

【作り方】

1 はくさいは細切りに、にんじんは千切りに、水菜は３～４cm幅に切る。グレープフルーツは皮をむき、房からとり出して食べやすい大きさにし、すべてを混ぜ合わせる。

2 １を器に盛り、ノンオイルドレッシングをかけて和える。

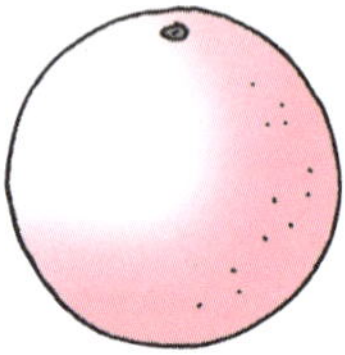

房から出して
食べやすい大きさにする

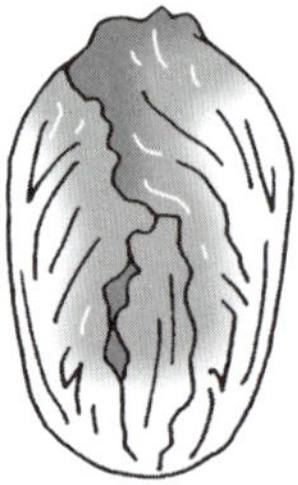

千切りにする

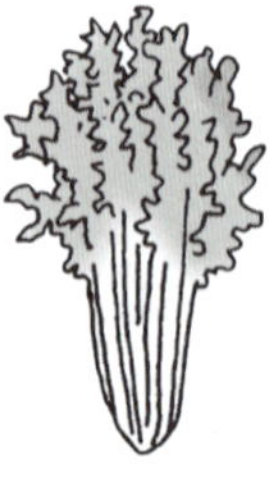

3～4cm幅に切る

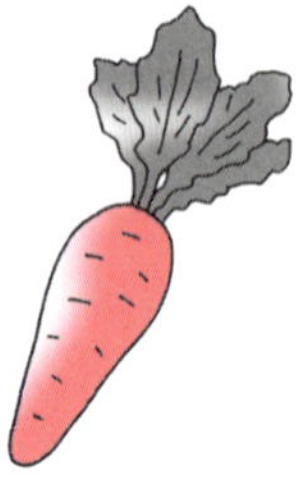

千切りにする

いわしの蒲焼き

〈268kcal（3.4単位）　塩分1.5ｇ〉

【材料／2人分】

いわし ………………… 3尾
しょうがのしぼり汁
　………………… 小さじ1
［A］
　しょうゆ …大さじ1
　みりん ……大さじ1
　酒 …………大さじ1
　だし ………大さじ2
サラダ油 ………大さじ1
あさつき ……………… 1本
粉ざんしょう ………適宜

【作り方】

1 いわしは三枚におろし、大きければ半分に切る。

2 しょうがのしぼり汁と［A］を合わせたものに1のいわしを漬け、15分ほどおく（途中で裏返して両面にしみ込ませる）。

3 フライパンにサラダ油を熱し、いわしの漬け汁を切って身のほうから焼く。

4 裏返して両面とも焼き上がったら、残っている漬け汁を加えからませる。

5 4を器に盛り、小口切りにしたあさつきを散らし、好みで粉ざんしょうをふる。

あさつきを散らして、好みで粉ざんしょうをふる

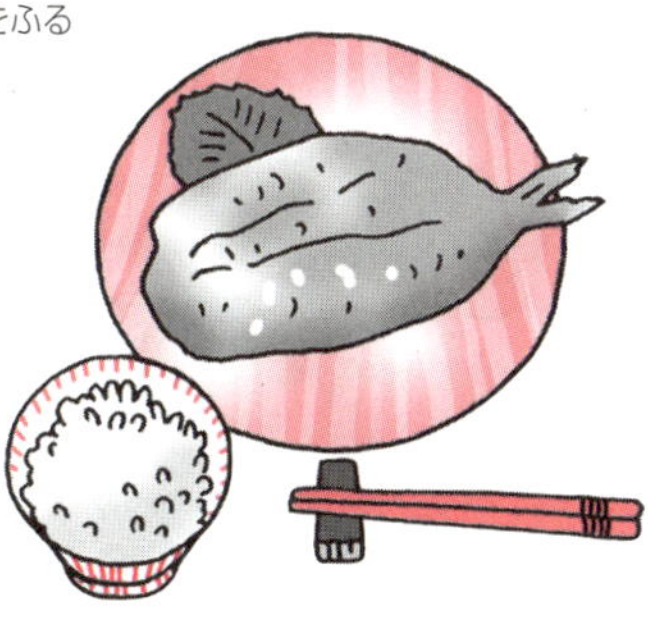

牛肉とししとうの豆板醤炒め

〈146kcal（1.8単位）　塩分1.2ｇ〉

【材料／２人分】

牛もも肉　…………100ｇ
［A］
　酒…………小さじ1/2
　塩　………………少々
ししとうがらし　……10本
しょうが　…………１かけ
にんにく…………1/2かけ
サラダ油………大さじ1/2
豆板醤…………小さじ1/2
［B］
　酒…………大さじ1/2
　甜麺醤（または赤だし味噌）……大さじ1/2
　しょうゆ…小さじ1/2
ごま油　…………小さじ１

【作り方】

1 牛肉をひと口大に切り、［A］の調味料を加えよくもみ込む。

2 ししとうがらしは縦２つに切る。しょうが、にんにくはみじん切りにする。

3 フライパンにサラダ油を熱し、にんにく、しょうが、豆板醤を入れて弱火～中火で炒める。香りが立ったら牛肉を加えて炒め、肉に火が通ったらししとうがらしを加えさらに炒める。

4 3に［B］を加えてからめ、最後にごま油を加える。

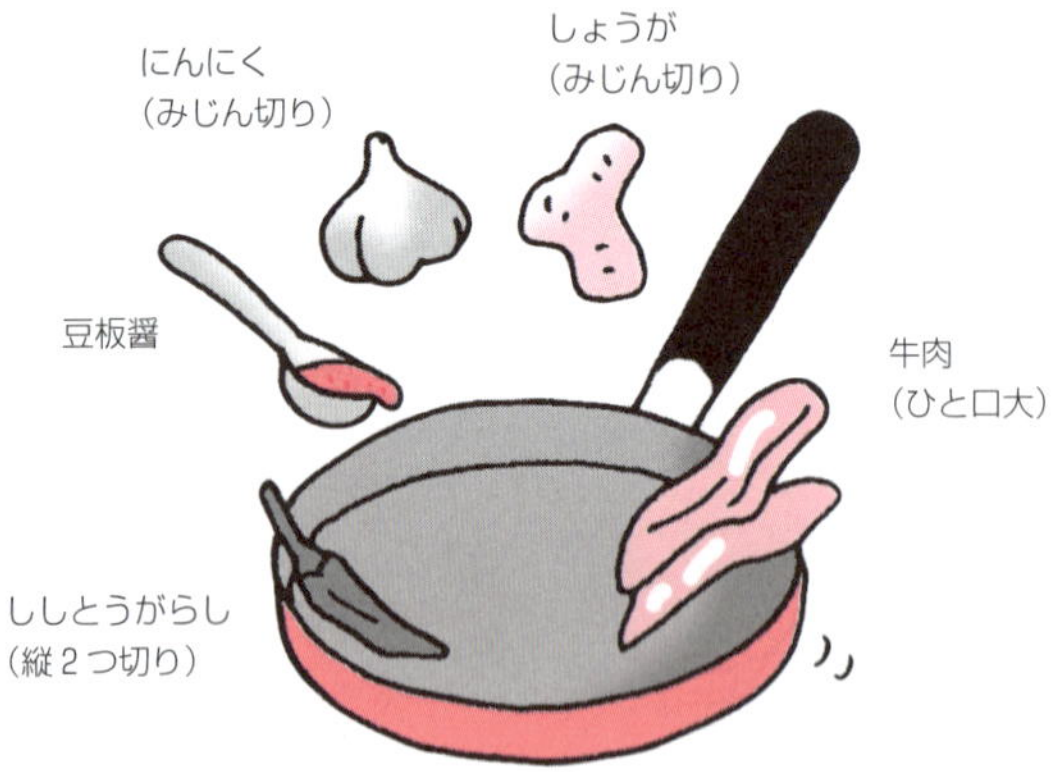

カリフラワーのピクルス

〈55kcal（0.7単位）　塩分0.4ｇ〉

【材料／２人分×２回分】

水…………２と1/2カップ
塩…………大さじ１と1/3
砂糖………大さじ１と1/2
酢 ………………１カップ
こしょう ……………少々
ローリエ ……………１枚
カリフラワー ………１株

【作り方】

1 水と塩、砂糖を合わせて火にかけ、ひと煮立ちしたら火を止めて冷ます。冷めたら酢とこしょうとローリエを加えて混ぜる。

2 カリフラワーを小房に分け、熱湯でゆでて水気を切り、熱いうちに1に漬け込む。あら熱がとれたら冷蔵庫に入れてさらに漬ける。

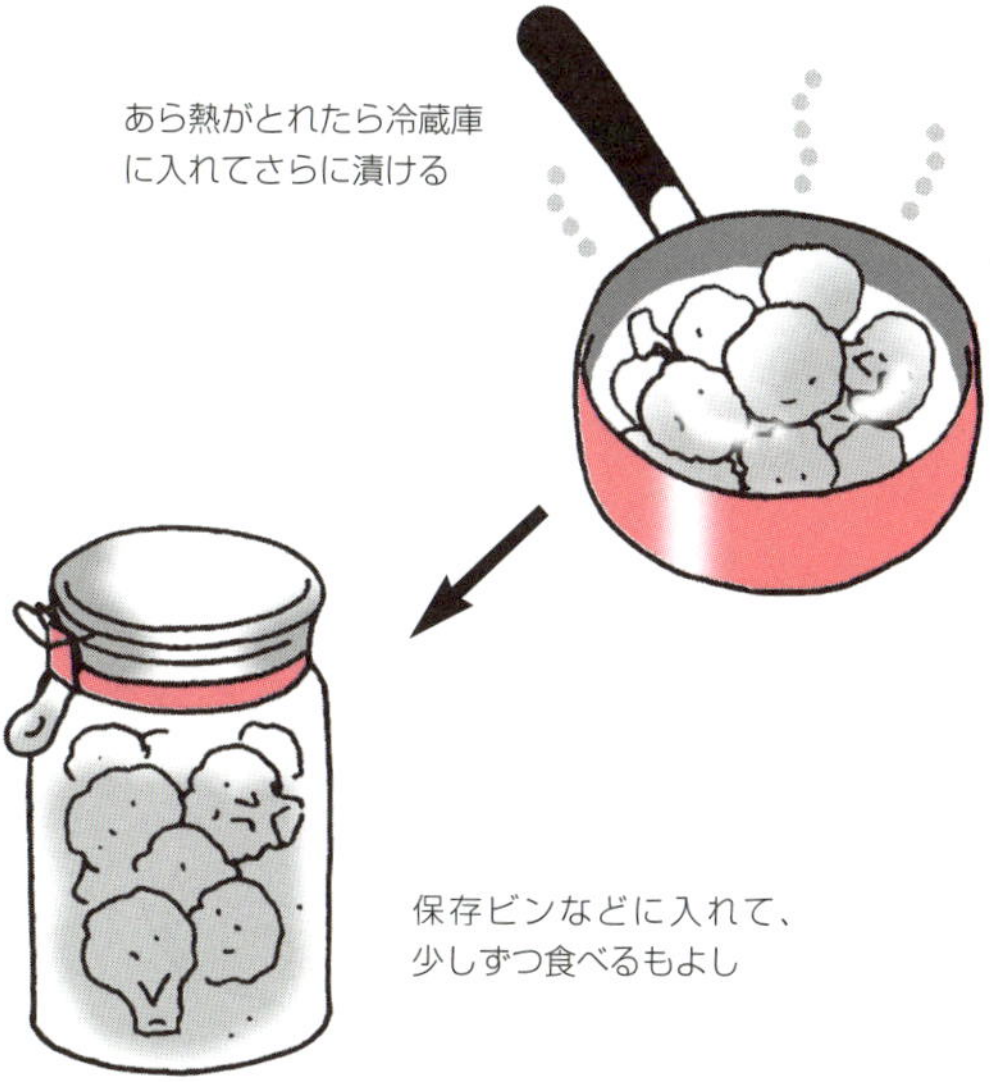
あら熱がとれたら冷蔵庫
に入れてさらに漬ける
保存ビンなどに入れて、
少しずつ食べるもよし

さけとかぶのクリーム煮

〈305kcal（3.8単位）　塩分1.5ｇ〉

【材料／２人分】

生ざけ ………………… ２切
かぶ ……………………４個
たまねぎ……………1/2個
かぶの葉 ………… ２個分
バター……大さじ１と1/2
小麦粉……大さじ１と1/3
水…………１と1/2カップ
鶏ガラスープのもと（顆粒）
………………小さじ１
牛乳………１と1/4カップ
塩、こしょう ………少々

【作り方】

1 さけは皮をむき、ひと口大に切る。かぶはきれいに洗って２～４つ割にする。たまねぎは薄くスライスする。かぶの葉は２～３cmに切る。

2 厚手の鍋にバターを入れてたまねぎを炒め、しんなりとなったら小麦粉を加えて炒める。

3 ２に水を少しずつ加えながら煮立たせ、鶏ガラスープのもととさけ、かぶを加えてやわらかくなるまで煮る。

4 煮上がったら牛乳を加え、沸騰させないように弱火にし、塩、こしょうで味をととのえる。最後にかぶの葉を加え、２～３分煮て火を止める。

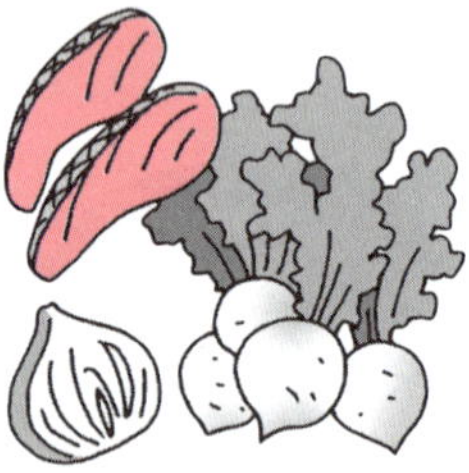

生さけ×２
かぶ×４
たまねぎ×1/2

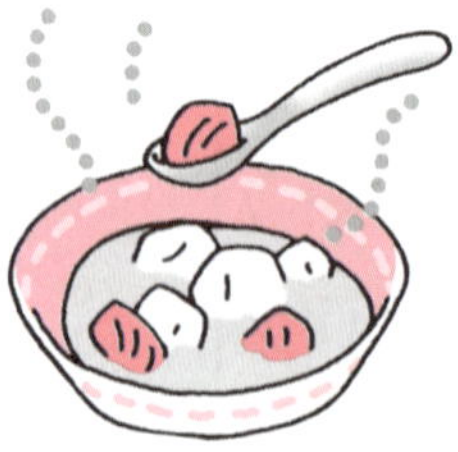

かぶの葉も忘れずに

豚肉ののりしそロール

〈130kcal（1.6単位）　塩分0.3g〉

【材料／2人分】

焼きのり ……………1枚
青じそ ………………6枚
豚もも薄切り肉 ……6枚
塩、こしょう ………少々
小麦粉 ………………少々
サラダ油………大さじ1/2
レモン………………1/4個
ブロッコリー ………適宜

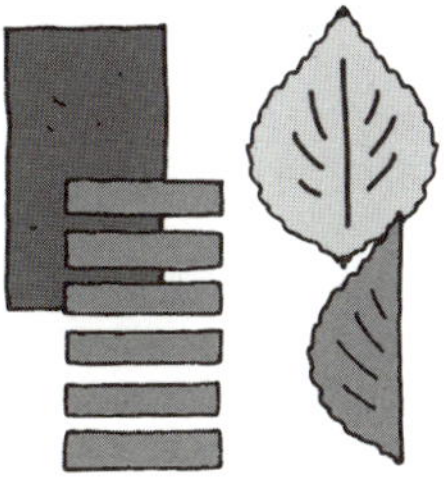

のりは6等分、しそは縦半分

【作り方】

1 焼きのりは1枚を6等分に、青じそは縦半分にそれぞれ切る。

2 豚肉を開いて並べ、塩、こしょうで下味をつけ、さらに小麦粉を薄くふるう。そして1の焼きのりと青じそを重ねてのせ、端から少しずつ巻いていく。

3 フライパンに油を熱し、2を巻き終わりを下にして焼く。ころがしながらさらに焼いていく。

4 焼き上がったら切り口が見えるように斜めに切って器に盛り、くし切りにしたレモンとゆでたブロッコリーを添える。

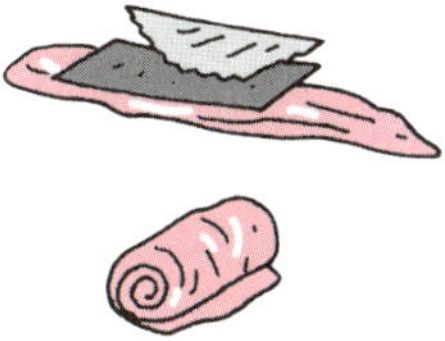

豚肉と一緒に巻いて……

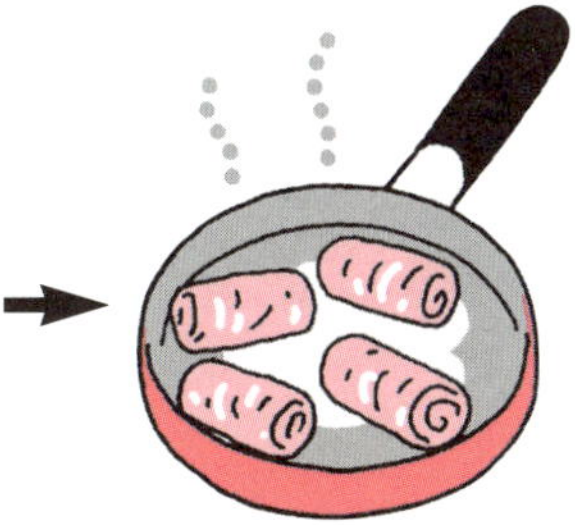

ころがしながら焼く

れんこんのはさみ焼き

〈120kcal（1.5単位） 塩分0.4ｇ〉

【材料／２人分】

豚赤身ひき肉 ………50ｇ
［A］
　おろししょうが
　……………小さじ1/2
　長ねぎのみじん切り
　……………大さじ１
　味噌………小さじ1/2
　片栗粉……小さじ1/3
　塩、こしょう …少々
れんこん …………120ｇ
小麦粉 …………小さじ２
サラダ油………大さじ1/2
あらびきこしょう …少々
レタス・クレソン …適宜
レモン………………1/4個

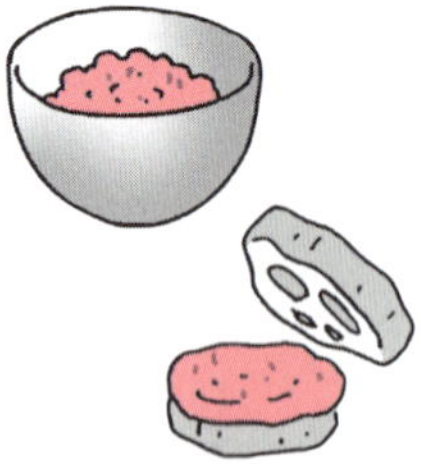

肉のあんを輪切りにした
れんこんではさむ

【作り方】

1 豚ひき肉に［A］を加えてよくこね、肉あんをつくる。

2 れんこんは３～５mmの厚さの輪切り（大きければ半月切り）にし、酢水に漬けてアク抜きをする。そしてペーパータオルなどでていねいに水気を拭き、茶こしで均等に、小麦粉を薄くふるう。

3 ２を２枚ひと組にしながら、１の肉あんをはさんでいく。

4 フライパンにサラダ油を熱し、きつね色に焦げ目がつく程度に３の両面を焼く。焼き上がったらあらびきこしょうをふる。

5 器にレタスを敷いて４を盛付け、クレソンとくし形に切ったレモンを添える。

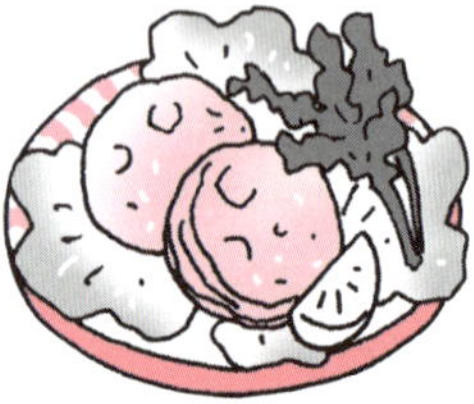

レタスの上に盛り付けて、クレソンとレモンを添える

トマトのオニオンサラダ

〈54kcal（0.7単位）　塩分0.7g〉

【材料／2人分】

トマト ………………… 2個
たまねぎ……………1/2個
青じそ ………………… 4枚
ノンオイルドレッシング
（市販和風） …………適宜

【作り方】

1 トマトは薄めの輪切りに、たまねぎも薄くスライスする。青じそは中心の葉脈をとり、細い千切りにする。

2 たまねぎは冷水にさらし、水気をよく切る。

3 トマトを器に並べ、その上にたまねぎ、青じそを散らす。食べる直前にノンオイルドレッシングをふりかける。

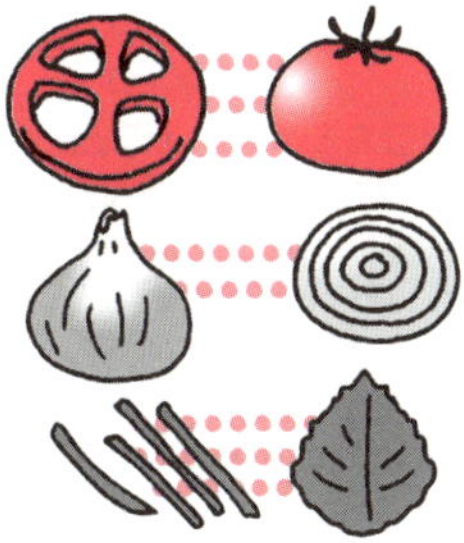

トマトとたまねぎは薄くスライス。しそは細い千切り

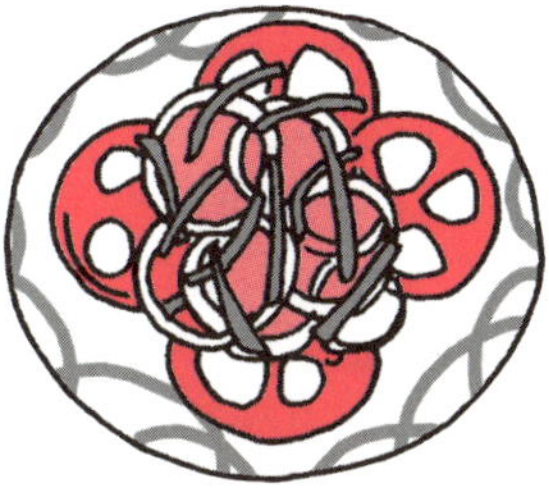

食べる直前にドレッシングをかける

かき入り茶碗蒸し

〈97kcal（1.2単位）　塩分1.6g〉

【材料／2人分】

かき……………………4個
糸みつば……………少々
姫なると……………少々
ぎんなんの水煮……4粒
卵……………………1個
だし汁…………3/4カップ
塩……………………少々
薄口しょうゆ…小さじ3/4
［A］
　だし汁……1/4カップ
　酒…………小さじ1/2
　みりん……小さじ1/2
　しょうゆ…小さじ1
片栗粉…………小さじ1/2

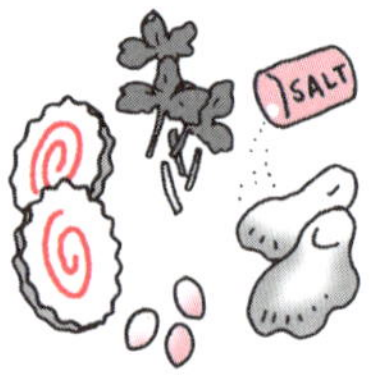

かき、なると、ぎんなんを器に入れる

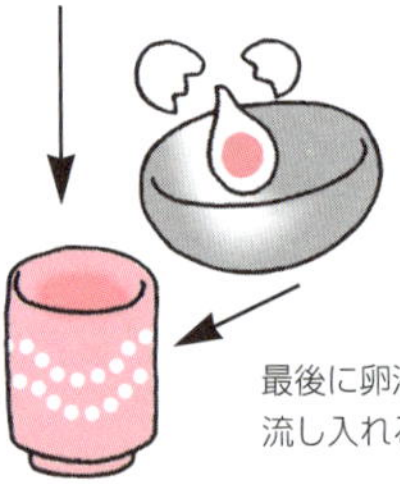

最後に卵液を流し入れる

【作り方】

1 かきは軽く塩をふってもみ洗いし、熱湯にさっとくぐらせて生臭みを取り除く。

2 糸みつばは2～3cmの長さに、姫なるとは斜め輪切りに、ぎんなんの水煮は水気を切っておく。

3 卵をボールに割って泡立てないようにかき混ぜ、だし汁、塩、薄口しょうゆを加え混ぜる。

4 器にかきと姫なると、ぎんなんの水煮を入れ、3の卵液をそっと加える。

5 蒸し器で20分程度蒸す。

6 鍋に［A］の材料を入れて煮立たせ、沸騰したら一度火を止め、水溶き片栗粉を加えてかき混ぜる。再び火をつけ軽く沸騰したら火を止める。

7 蒸し上がった茶碗蒸しに糸みつばを飾り、6のくずあんを静かに注ぐ。

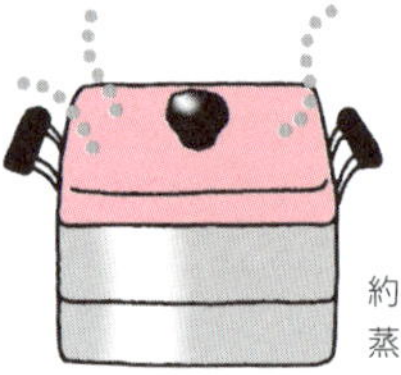

約20分蒸す

茶そばサラダ

〈284kcal（3.6単位）　塩分2.3g〉

【材料／2人分】

茶そば（乾麺）……120g
カットわかめ（乾燥）
……………………2g
レタス …………2～3枚
リーフレタス …2～3枚
だいこん ……………30g
プチトマト ………… 4個
あさつき …………1本分
きざみのり …………少々
［A］
だし汁……1/2カップ
しょうゆ ……………
大さじ1と2/3
みりん ……大さじ1
わさび ………………適宜

【作り方】

1 茶そばはゆでてから冷水で洗い、水気をよく切っておく。

2 カットわかめは水で戻し、レタス、リーフレタスは洗ってから食べやすい大きさにちぎる。だいこんは細い千切りにし冷水にさらす。あさつきは小口切りにする。

3 レタス、リーフレタス、だいこんを、水気をよく切って器に敷き、茶そばと、わかめ、プチトマトを盛り付ける。

4 3に小口切りにしたあさつき、きざみのりを散らし、わさびを添える。食べる直前に混ぜ合わせた［A］をかける。

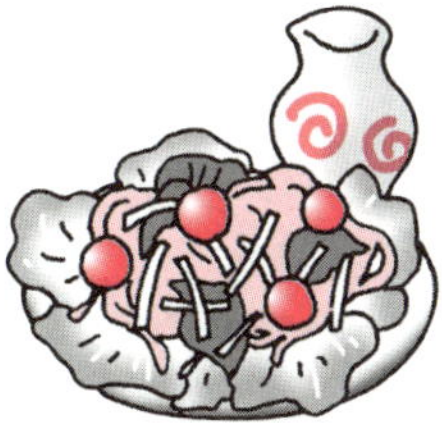
食べる直前にめんつゆをかける

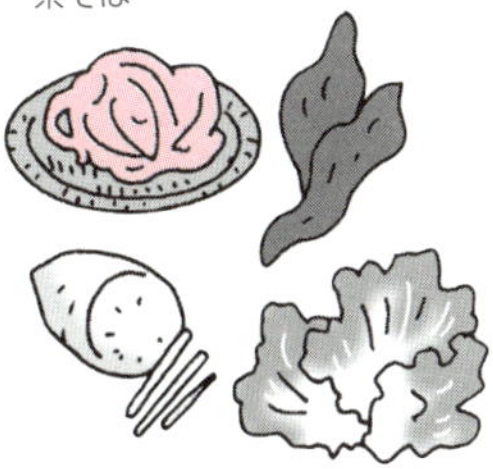
茶そば
わかめ
だいこん
レタス、
リーフレタス

まぐろとアボカドのわさび和え

〈154kcal（1.9単位）　塩分0.9g〉

【材料／２人分】

まぐろ赤身（刺身用）
……………………20g
アボカド ……………１個
レモンのしぼり汁
………………小さじ1/2
きざみのり …………少々
わさび ………………適宜
しょうゆ ………小さじ２

【作り方】

1 まぐろとアボカドは１cm程度の角切りにする。アボカドは変色しないよう、レモンをふりかけておく。

2 ボールに１を入れ、軽く混ぜ合わせる。

3 ２を器に盛ってきざみのりを散らし、わさびとしょうゆを添える。

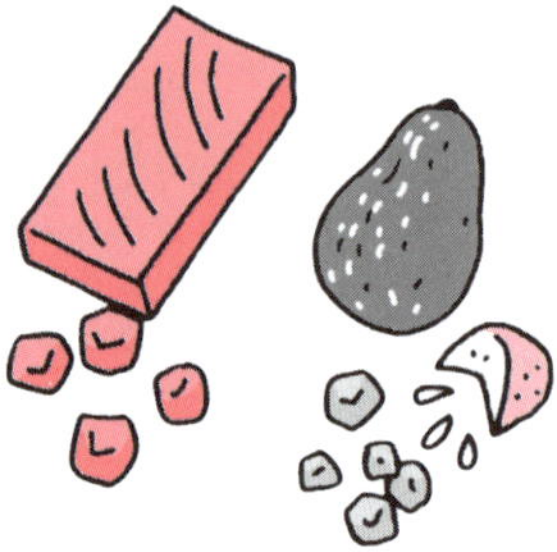

まぐろ、アボカドは
１cm角に切る

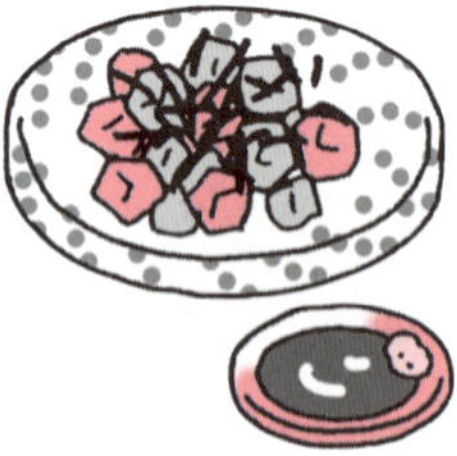

最後にきざみのりを
散らして、わさびと
しょうゆを添える

まいたけとあさりのスパゲティー

〈475kcal（5.9単位）　塩分1.7g〉

【材料／2人分】

スパゲティー　……180g
まいたけ………1/2パック
長ねぎ ………………40g
にんにく …………1かけ
しょうが…………1/2かけ
オリーブ油 ……大さじ2
あさり ………………20粒
白ワイン ………大さじ2
塩、こしょう ………少々
あさつき ……………少々
きざみのり …………少々

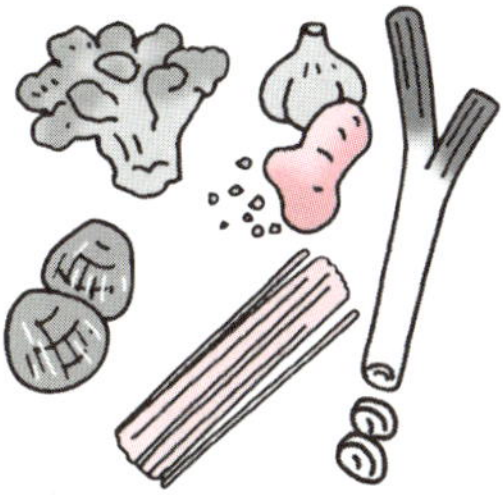

まいたけはひと口大に、スパゲティーは塩を加えてゆでる

【作り方】

1 鍋にたっぷりのお湯を沸かし、塩を加えてスパゲティーをゆでる（ゆで汁はとっておく）。

2 まいたけは食べやすい大きさに房を分ける。長ねぎは小口切りに、にんにく、しょうがはみじん切りにする。

3 フライパンにオリーブ油を熱し、にんにく、しょうが、長ねぎを入れて弱火で炒め、香りが立ったらあさり、まいたけを加え炒める。

4 3に白ワインとスパゲティーのゆで汁大さじ2杯分を加えて、ふたをして蒸らす。あさりの口が開いたら、ゆで上がったスパゲティーを入れて混ぜ合わせ、塩、こしょうで味をととのえる。

5 4を器に盛り、あさつきときざみのりを散らす。

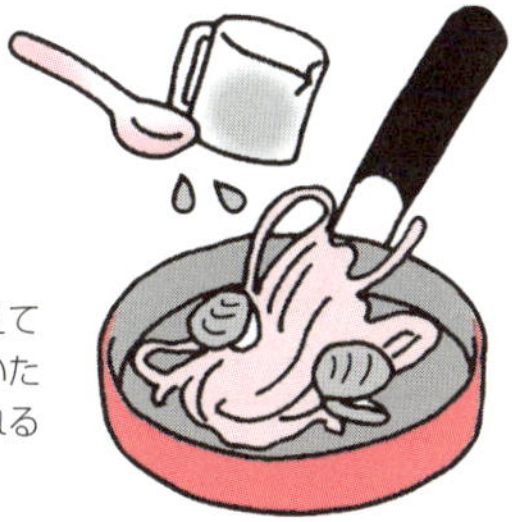

ワインとゆで汁を加えて蒸らし、あさりが開いたらスパゲティーを入れる

レバーの赤ワイン煮

〈64kcal（0.8単位）　塩分0.1g〉

【材料／２人分×２回分】

レバー　……１かたまり
（100g程度）
（※鶏・牛・豚は好みで）
長ねぎ…………５cm程度
赤ワイン　……………適量
（レバーが隠れる程度）
しょうが　…………１かけ
しょうゆ………小さじ1/2

【作り方】

1　レバーは食べやすい大きさに切り（煮ると縮むので小さく切り過ぎないように）、熱湯でさっとゆでて臭みを取り除く。長ねぎは白髪ねぎにする。

2　１のレバーの水気をよく切って、赤ワイン、薄くスライスしたしょうが、しょうゆとともに25〜30分ほど煮込む。煮えたら火を止め、冷ます。

3　器に盛り付け、白髪ねぎを散らす。

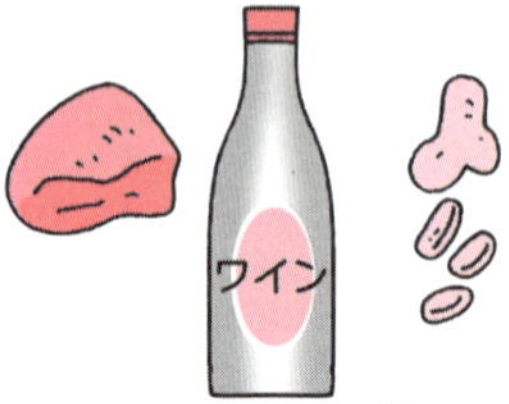

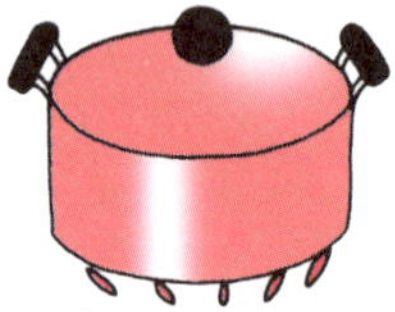

ワイン、しょうが、しょうゆでレバーを煮込む

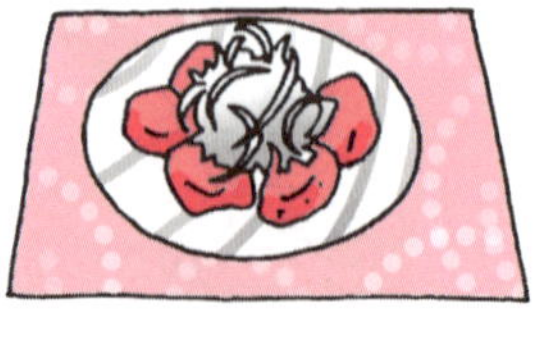

自然に冷ましてから、白髪ねぎを散らして食べる

キャベツの甘酢炒め

〈48kcal（0.6単位）　塩分0.4ｇ〉

【材料／２人分】

キャベツ …………150ｇ
サラダ油………大さじ1/2
砂糖 ……………小さじ１
塩 ………………………少々
しょうゆ………小さじ1/2
酢 ………………大さじ１

【作り方】

1 キャベツは食べやすい大きさに切る。
2 フライパンにサラダ油を熱し、１を炒める。
3 キャベツに火が通ったら砂糖、塩、しょうゆ、酢を加え、さっと炒めてから火を止める。

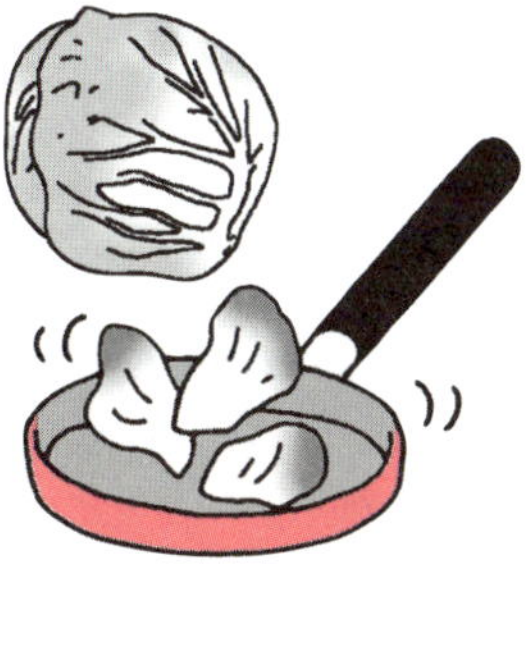

食べやすい大きさに切って炒めるだけ

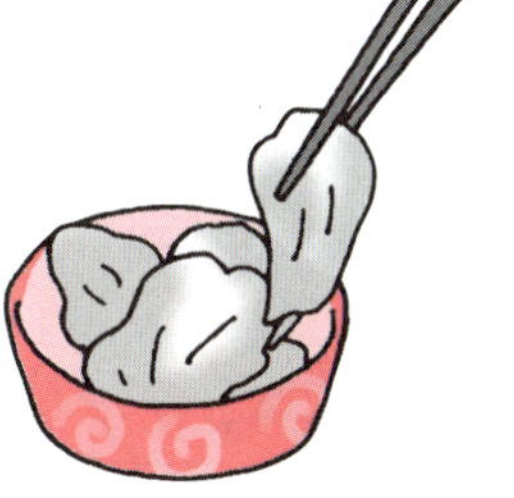

つけ合わせにもなる、便利な一品！

蒸し鶏のスイートチリソース添え

〈110kcal（1.4単位）　塩分0.7g〉

【材料／2人分】

鶏もも肉（皮なし）
……………………1枚
長ねぎ（青い部分）
……………10cm程度
しょうが …………2かけ
酒 ………………大さじ2
リーフレタス ………適宜
プチトマト …………適宜
薬味用の野菜（わかめ、長ねぎ、みょうが、きゅうり、貝割だいこん）
……………………適宜
スイートチリソース（市販）
……………………大さじ2

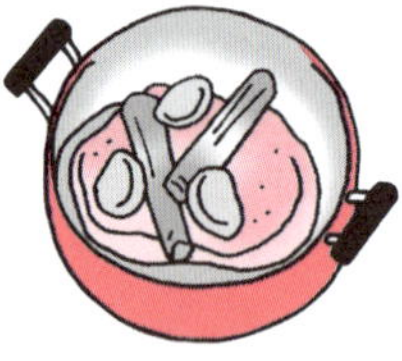

中火～弱火で20～30分程度蒸す

【作り方】

1 鍋に鶏もも肉を入れ、長ねぎ、しょうが、酒を加えてふたをし、中火～弱火で20～30分程度蒸す。蒸し上がったら火を止め、ふたを開けずに冷めるまで蒸らしておく。

2 1が冷めたら鶏肉を鍋からとり出し、食べやすい大きさにそぎ切りにする。

3 リーフレタスは大きめにちぎり、プチトマトはへたをとって2つに割る。わかめは水で戻し、長ねぎは白髪ねぎに、みょうがときゅうりは千切りにする。

4 器にリーフレタスと貝割だいこん、わかめ、白髪ねぎ、みょうが、きゅうりを盛り付け、その横に鶏肉を並べ、別の器にスイートチリソースを入れて添える。

5 リーフレタスで鶏肉と薬味用の野菜を一緒に巻きながら食べる。

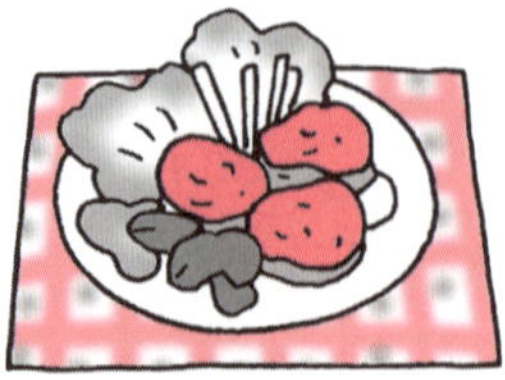

薬味用の野菜と一緒に、スイートチリソースをつけて食べる
（※スイートチリソースはエスニック料理に用いるもので、スーパーなどの調味料売り場で入手できます）

根菜サラダ

〈97kcal（1.2単位）　塩分0.5ｇ〉

【材料／２人分】

ごぼう ……………………60ｇ
れんこん …………………30ｇ
にんじん …………………30ｇ
だいこん …………………40ｇ
セロリ ……………………20ｇ
練りごま ………小さじ２
マヨネーズ（ハーフタイプ）
…………………大さじ２
プレーンヨーグルト
……………………………20ｇ
塩、こしょう ………少々
サラダ菜 ……………… ２枚

【作り方】

1 ごぼうはささがきに、れんこんはいちょう切りにし、両方とも水にさらしてアク抜きをする。にんじん、だいこんはいちょう切りに、セロリは繊維に垂直に輪切りにする。

2 ごぼう、れんこん、にんじん、だいこんを熱湯でさっとゆで、冷ます。

3 ボールに２の野菜とセロリを入れ、練りごま、マヨネーズ、プレーンヨーグルトを加えて和える。好みで塩、こしょうで味をととのえる。

4 器にサラダ菜を敷き、３を盛る。

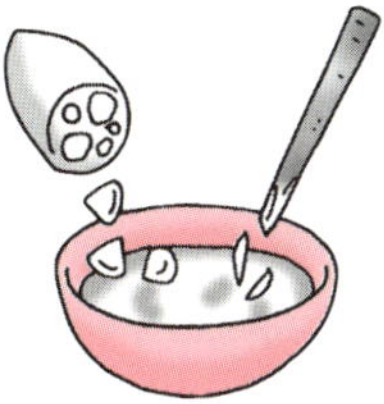

ごぼう、れんこんは水にさらしてアク抜きする

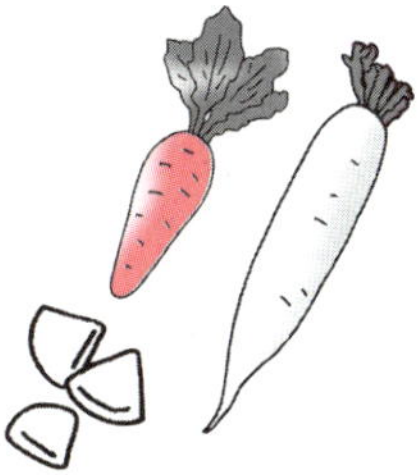

にんじん、だいこんはいちょう切りに

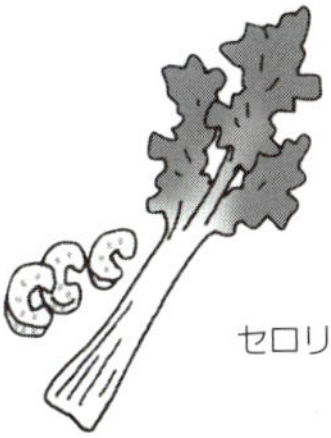

セロリは輪切りに

さばの粒マスタード焼き

〈185kcal（2.3単位）　塩分0.8g〉

【材料／2人分】

さば（切り身）……120g
塩、こしょう ………少々
酒………………小さじ1/2
グリーンアスパラガス
……………………6本
パプリカ（赤・黄）
…………………各1/2個
オリーブ油 ……小さじ1
粒マスタード …大さじ1
パセリ ………………少々
パン粉 …………大さじ1
レモン………………1/4個

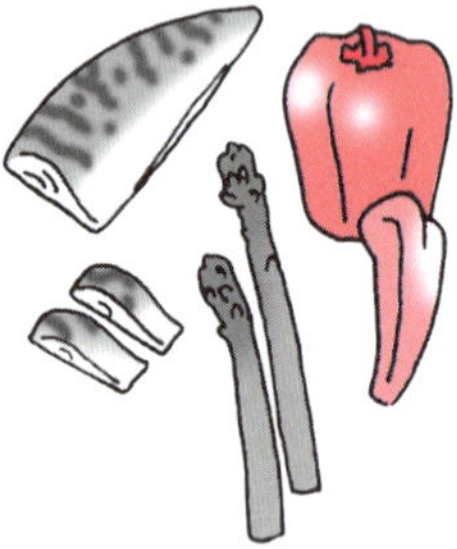

さばは2～3cmのそぎ切り、
パプリカは縦4つに切る

【作り方】

1 さばの切り身は厚さ2～3cmのそぎ切りにし、塩、こしょう、酒をふりかける。

2 グリーンアスパラガスは切らずにゆで、パプリカは縦4つに切る。

3 天板にアルミホイルを敷いてオリーブ油を薄く塗り、1と2を並べる。さばは粒マスタードを塗り、みじん切りにしたパセリとパン粉をふりかける。

4 3を、オーブントースターで7～10分ほど焼く（さばの厚みなどによって、時間を加減する）。

5 焼き上がったら器に並べ、レモンのくし切りを添える。

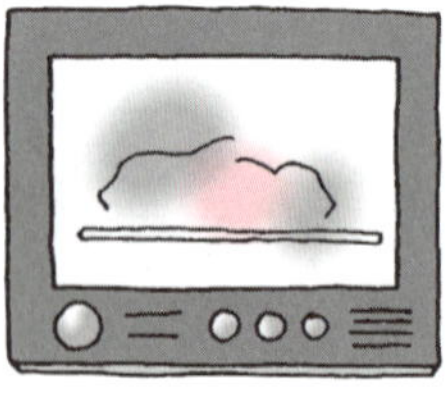

オーブントースターで焼く

豆腐入りつくねのあったかスープ

〈285kcal（3.6単位） 塩分1.4g〉

【材料／2人分】

豆腐 ……………………150g
たまねぎ ………………50g
サラダ油（炒め用）
…………………………少々
キャベツ …………100g
にんじん ………………30g
生しいたけ ………… 3枚
こまつな …………120g
鶏むねひき肉（皮なし）
…………………………50g
卵…………………………1/2個
パン粉 …………………20g
鶏ガラスープのもと
…………………小さじ1/2
塩…………………小さじ1/3
こしょう ……………少々
酒 …………………小さじ1
片栗粉 …………小さじ1

【作り方】

1 豆腐はよく水を切っておく。たまねぎはみじん切りにしてサラダ油で炒めておく。キャベツはざく切り、にんじんは2mm程度の輪切り、しいたけは軸をとって2mm程度の厚さにスライスする。こまつなは3cm程度の長さに切っておく。

2 ボールに1の豆腐、たまねぎ、ひき肉、卵、パン粉を入れ、塩、こしょう少々（分量外）を加えてよくこね、ひと口大の小判型に丸め、つくね団子をつくる。

3 鍋に水（2と1/2カップ）、鶏ガラスープのもとを入れ、沸騰したら2のつくねを入れて、中に火が通るまで中火で煮る。途中でアクが出たらこまめにすくう。

4 キャベツ、にんじん、しいたけ、こまつなを加え、火が通ったら塩、こしょう、酒で味をととのえ、最後に水溶き片栗粉を加えてひと煮立ちしたら火を止める。

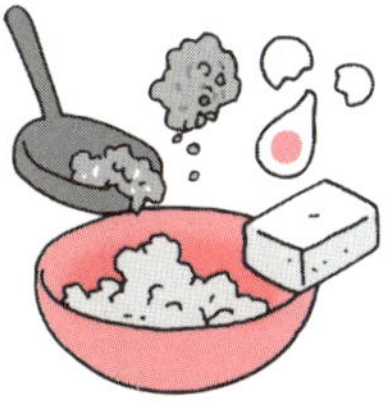

材料を混ぜ合わせてよくこねて…

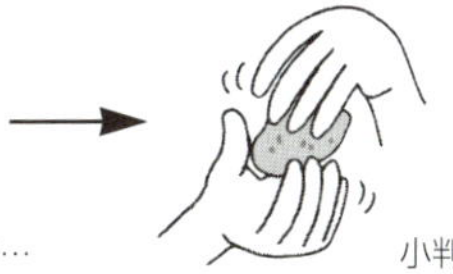

小判型に丸める

column 7

食べごたえを楽しむ工夫

糖尿病の食事は低カロリーで、味わいも淡白なものが主です。だからといって質素で食べた気がしないような食事では、食べる楽しみが半減してしまいます。そこで、よりおいしく食べごたえ感を出すために、次の点に注意して料理してみてください。

○薄味でもおいしく食べられるよう、鮮度のよい食材を選び、素材の味をいかす。

○材料は大きめに切り、噛みごたえのあるような料理をメニューのなかに一品入れる。

○切り身より尾頭付きや骨付き、殻付きなどで、見た目にボリューム感をもたせる。

○肉はたっぷりの野菜と一緒に食べる。

○大皿盛りはやめて、銘々の器に品よく盛付ける。

○いろいろな色の食品を料理に取り入れ、おいしい彩りを演出する。

また、2章でも述べましたが、調理の際は、食品や調味料の分量を必ず計量するよう、習慣づけるようにしましょう。調味料（特に砂糖やみりん）は、鍋やボールに直接注ぐのではなく、一度計量スプーンや計量カップに入れてから注ぐようにします。

また、ご飯を食べるときには必ず自分で計量し、自分の食べる量を目と舌とで覚えるようにしましょう。

第5章

糖尿病に効果的な生活習慣

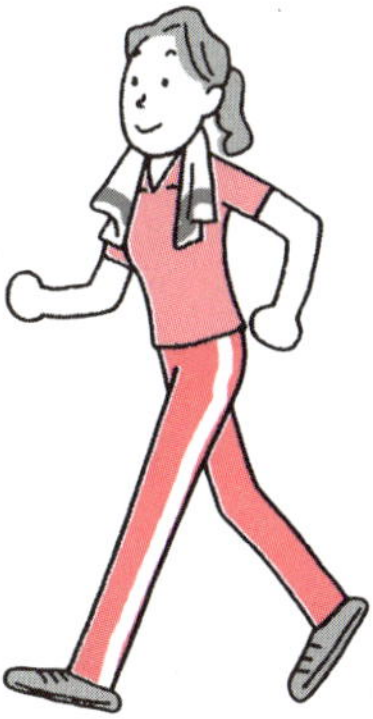

適度な運動を取り入れよう

なぜ運動が大切なのか

糖尿病の治療を進めるにあたって、運動は食事療法とともに治療の柱といわれています。

安静時の筋肉のエネルギー源は脂肪ですが、運動を行うと、筋肉内のグリコーゲンの利用と血液中のブドウ糖の筋肉への取り込みとが増加し、これによって血糖値を下げることができます。

一方、運動を長期間継続していくと、インスリンの感受性が高まるとともに、筋肉がエネルギー源として脂肪を使うようになるので、脂肪の蓄積が抑えられ、肥満しにくい体質に変えることができます。

また、中性脂肪や悪玉コレステロールが減少し、善玉コレステロールが増加するようになり、動脈硬化を予防したり血圧を安定させる効果もあります。それに、糖尿病の大敵であるストレスの解消にも役立ちます。

このように、運動の効果は計り知れないものがあり、糖尿病の治療においては、運動の継続は極めて大切なものであるといえます。

運動の種類とメディカルチェック

運動には、有酸素運動と無酸素運動がありあます。有酸素運動には歩行、ジョギングなどがあり、糖質や脂質の代謝を改善したり、インスリンの感受性を改善するのに役立ちます。

一方、無酸素運動はゴムチューブやダンベル体操などで、主に筋肉量を増やす効果があり、基礎代謝量の維持や増加に大いに役立ちます。糖尿病の運動療法では、この両方の運動を合わせて行うことがすすめられています。

しかし、病状によっては運動がとても危険なこともあります。運動を始める際には、心電図や血液検査などのメディカルチェックを必ず受け、運動の種類、強度、持続時間などについても、医師の指示に従って進めることを忘れてはいけません。

軽くても、毎日続けられる運動を

運動療法の効果は、持続してこそ得られます。毎日規則的に続けるのがベストです。最低でも一日二回、週三日は行うようにしたいものです。また、体に負担をかけ過ぎず、エネルギー消費量の高い運動がもっとも好ましいといえます。体に無理なく、多くの筋肉を刺激し、全身をバランスよく動かしてもっとも効率よくエネルギーを消費できるのがウォーキング（速歩）です。

ウォーキングなら、いつでもどんな場所でも手軽に実行することができます。たとえば、バス停を一つや二つぶんくらい歩くことなども、ウォーキングとして立派な運動になります。

また、医師の許可があれば、ジョギングやサイクリング、水泳などもよいでしょう。テニスやバドミントン、ダンスなどを取り入れる場合もあります。

週一回のゴルフやゲートボール、月一回の野球では、効果的な運動とはいえません。軽い運動でも継続して行うことが重要です。

食後一〜二時間がベストタイミング

血糖値は食後三〇〜四〇分でもっとも高くなりますが、少なくとも一時間くらい経ってからのほうが胃腸の動きも落ち着きますから、運動をするのは食事の後一〜二時間がベストです。

特に、インスリンや血糖値を下げる薬を飲

んでいる場合には、低血糖を防ぐ意味から必ず食後に運動するようにしなければなりません。食前やあるいは空腹時のような血糖値が低い状態になりやすいときに運動をすると、めまいや動悸、ふるえなど思わぬ低血糖状態を起こし、場合によっては死につながる危険性も考えられます。

また、登山など長時間に及ぶ運動のときは、運動開始前にあらかじめクラッカーやバナナなどのフルーツを摂取しておくようにしましょう。

もちろん、体調が悪いとき、血糖値が高めのときなどは、無理をせず休むようにし、場合によっては運動の内容を検討することも必要です。

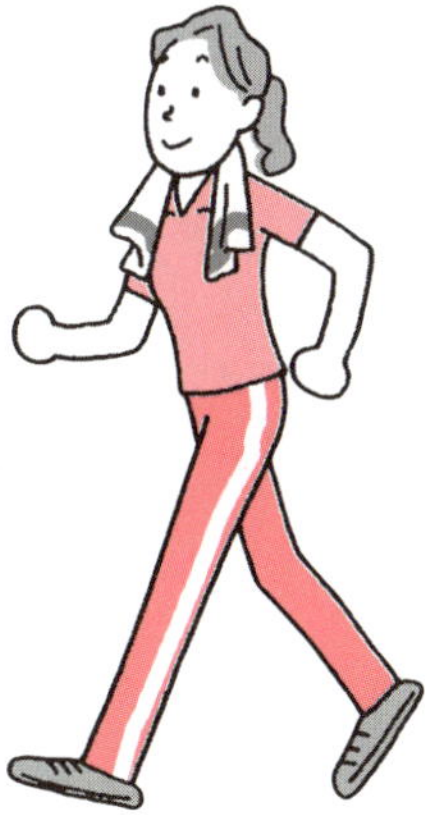

たばこ、お酒、ストレスとのつき合い方

たばこは動脈硬化を進行させる

たばこは血圧を上昇させたり血液の流れを悪くするため、動脈硬化を進行させる要因となります。その結果、合併症を発症させてしまう危険性も高くなるのです。また、肺や心臓にも悪影響を及ぼすため、治療の足を大きく引っ張ることにもなります。

たばこはまさに「百害あって一利なし」です。禁煙する努力をしましょう。

適量を守れるならば、飲酒はOK

前述の喫煙同様、糖尿病治療の最中は、飲酒も控えたほうがよいでしょう。

アルコールは、摂取できる栄養素がないにもかかわらず、カロリーは高いときていますから、食事療法で調整したエネルギー摂取量を乱すことになります。それに、ひとたびお酒を飲むと歯止めがきかなくなって、「ちょっと一杯」のつもりがどんどん飲んでしまっ

た、という可能性も考えられます。特に血糖値のコントロールが良好でない場合や、合併症がある場合は、飲酒は避けるべきでしょう。

とはいうものの、適度にアルコールを摂取すると、善玉コレステロールが増加したり、血管を拡張して血液の流れがよくなるという利点とともに、生活の質を高めることからも、医師の診断を受けた上で問題がなければ、ビールの小瓶一本程度の飲酒は許可されることがあります。

それでも、飲む量はごくわずかにとどめなければなりません。節度をもってお酒とつき合うことができないのなら、きっぱり禁酒したほうがよいでしょう。

ストレスをためない自分になる努力を

イライラしたり、気持ちがふさぎ込むようなことが多くなると、ストレスがたまって血糖値のコントロールがうまくいかなくなります。また、睡眠不足や過労など、肉体的な負担も大きなストレスになります。睡眠や休養を努めて取るように心がけ、思い悩まないよう気分転換をはかる、自分なりのストレス解消法を見つけましょう。気持ちを大らかに明るくすることも、糖尿病治療においてはとても大切な要件です。

衛生的な生活を心がけよう

感染症にかからないよう注意する

血糖値が高くなると、風邪などの感染症にかかりやすくなります。これは、血糖値の高い状態が続くと、白血球の力が衰えて病気に対する抵抗力が弱くなるためです。加えて、抵抗力が弱まると病気が治りにくくなり、ますます体が衰えていくという悪循環に陥ることになります。「たかが風邪くらいと思っていたら肺炎を併発してしまった」ということにもなりかねません。

糖尿病で引き起こされる感染症としては、風邪や肺炎など呼吸器系のほか、皮膚や尿路の感染症なども考えられます。

これらの感染症を予防するためにも、冷暖房を調節したり、身につける衣類にも気を配るようにし、快適な生活環境をつくるよう心がけましょう。また、風邪をひかないよう冬場は手洗いやうがいをする、毎日入浴して身体を清潔にするなど、ばい菌を寄せつけないような注意も必要です。

足は特に入念なケアを

「糖尿病が進行してしまったがために足を切断した」というケースを耳にしたことがある人も少なくないと思いますが、糖尿病神経障害になると足の知覚が鈍くなるため、足に傷ができても気がつかないということが多くなります。その上、動脈硬化が進行して血管障害を起こしたりすると、足や足の指に壊疽《えそ》を起こす危険性が高くなるのです。

こうした深刻な事態を避けるためにも、お風呂に入ったときは指の間もきれいに洗って、足や足先は特に入念にケアするようにしましょう。靴ずれ、水虫、虫さされなど、どんなささいな傷もちゃんと皮膚科の医師に診てもらい、爪を切るのにも細心の注意を払うようにします。運動をした後などは、十分なケアが必要です。

また、糖尿病では歯槽膿漏を引き起こすことも多いので、歯磨きも十分に行うようにします。虫歯の治療やさし歯など、歯にかかわる治療を行う際には、自分が糖尿病であることを打ち明けた上で、歯科医にも相談が必要です。歯石も、まめに取り除いてもらったほうがよいでしょう。

＊参考文献

『糖尿病食事療法のための食品交換表　第6版』（日本糖尿病学会編／日本糖尿病協会・文光堂）
『糖尿病をコントロールする食べ物』（吉次通泰、加藤京子監修／主婦と生活社）
『糖尿病の自己診断チェック』（井村満男監修／新星出版社）
『糖尿病に克つ食事と最新療法』（太田眞夫、宗像伸子著／婦人生活社）
『体験から学ぶ　楽しくつき合う糖尿病生活』（鈴木裕也、荒牧麻子著／法研）
『こうすればよくなる　あなたの糖尿病』（松浦靖彦監修／日本放送出版協会）
『糖尿病　おいしく食べる食事メニュー』（浅野次義、則岡孝子著／日本文芸社）
『血液がサラサラになる　食事と生活』（和田高士、則岡孝子著／幻冬舎）
『クスリになる食べもの・食べ方』（飯塚律子著／講談社）
『これは効く！　食べ物栄養百科』（阿部芳子監修／主婦の友社）
『旬と薬効　食べもの百科』（保健同人社編集部編／保健同人社）
『食の医学館』（本多京子、根本幸夫、伊田喜光、田口進監修／小学館）

プロフィール

監修●臼井史生（うすい・ふみお）

山口県生まれ。徳島大学医学部栄養学科卒業。管理栄養士。東京都に奉職後、栄養・健康づくり行政を担当し、その後、荏原病院、梅ヶ丘病院、大久保病院、墨東病院、駒込病院、府中病院の各都立病院栄養科長を歴任。現在、財団法人東京都保健医療公社多摩北部医療センター栄養科長。
1998年（社）日本栄養士会病院栄養士協議会幹事
1999年（社）全国自治体病院協議会栄養部会長

主な著書に、『これだけは知っておきたいくらしの中の健康づくり』『働きざかりのヘルスガイド』『ちょっと気になること・困った時のアドバイス一生涯健康ハンドブック』（ぎょうせい／いずれも共著）などがある。

糖尿病の予防と改善に役立つ食べ物

監　修
臼井史生
●
発行者
宇野文博
●
発行所
株式会社 同文書院
〒112-0002　東京都文京区小石川5-24-3
TEL（03)3812-7777　FAX（03)3812-7792
振替 00100-4-1316
●
印刷所
モリモト印刷株式会社
製本所
モリモト印刷株式会社

ISBN978-4-8103-5080-7　Printed in Japan